MÉMOIRE

SUR LES

FLUXIONS DE POITRINE.

Se trouve :

A PARIS, chez GABON, Libraire, place de l'École de Médecine ;

A LYON, chez MILLON cadet, Libraire, quai de Villeroy ;

A MARSEILLE, chez MOSSY, Libraire ;

A STRASBOURG, chez LEVRAULT, Imprimeurs-Libraires, rue des Juifs ;

A METZ, chez DEVILLY, Libraire ;

A NANCY, chez { la veuve BONTOUX, Libraire, rue des Dominicains, n.° 127 ; VINCENOT, Libraire, même rue, n.° 177.

MÉMOIRE
SUR LES
FLUXIONS DE POITRINE,

PAR LOUIS VALENTIN,

Docteur en Médecine, ancien Professeur, ex-premier Médecin des Armées de S.t-Domingue et des Hôpitaux français en Virginie; Chevalier de l'Ordre de la Légion d'Honneur, Membre ou Associé d'un grand nombre de Sociétés savantes d'Europe et d'Amérique.

O quantum difficile est curare morbos pulmonum!
O quanto difficilius eosdem cognoscere et de iis certum dare præsagium! *BAGLIVI.*

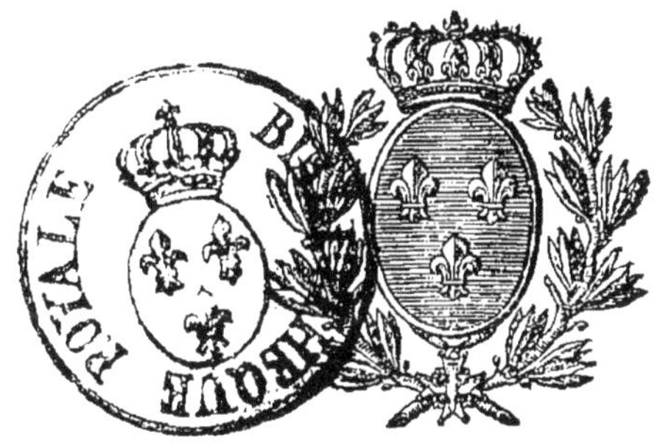

A NANCY,
DE L'IMPRIMERIE DE C.-J. HISSETTE,
Rue de la Hache, n.° 227.

1815.

A SON ALTESSE ROYALE

MONSIEUR,

COMTE D'ARTOIS,

FRÈRE DU ROI.

MONSEIGNEUR,

LA bonté qui caractérise votre Auguste Famille, sur-tout lorsqu'il s'agit de l'humanité souffrante, éclate journellement jusques dans les moindres objets. VOTRE ALTESSE ROYALE ayant daigné me permettre de lui dédier ce faible Opuscule, encourage mon zèle pour l'Art difficile que j'exerce depuis quarante ans, et récompense mon inviolable dévouement au Roi.

Je vous supplie, Monseigneur, d'agréer l'hommage du respect, de l'admiration et de la reconnaissance avec lesquels je suis,

DE VOTRE ALTESSE ROYALE,

Le très-humble et très-obéissant Serviteur,

Louis VALENTIN.

AVANT-PROPOS.

Il n'est point de maladies aigues sur lesquelles on ait autant écrit que sur les fluxions de l'organe pulmonaire. La pneumonie, observée dans tous les pays, a été connue dès la plus haute antiquité. On croit que sa fréquence s'est accrue vers le milieu du quinzième siècle, en raison de la prédominance de l'élément catarrhal qui, depuis cette époque, paraît s'être répandu généralement, et exercer un empire absolu sur les autres maladies intercurrentes. Il y a des sites, des expositions, où les habitans y sont plus sujets que dans d'autres.

Les fastes de l'art sont remplis de recherches, de mémoires et d'observations sur les phlegmasies de la poitrine : ces maladies sont devenues le sujet de plusieurs thèses soutenues dans toutes les Facultés. Il n'est point de médecin, un peu employé, qui n'en ait traité un plus ou moins grand nombre.

En suivant les progrès de la science, on voit les praticiens influencés par les systêmes ou par les idées de leur temps. Ceux-ci, dominés par des autorités respectables, considérant, le plus souvent, l'inflammation comme essentielle, saignent à outrance, débilitent et gorgent les malades d'antiphlogistiques ; ceux-là y ajoutent les évacuans réitérés, ou excitent une révulsion par les contre-stimulans, et font une médecine très-agissante ou perturbatrice ; les uns croient arriver au même but en provoquant la sueur, et en administrant des remèdes chauds et incendiaires ; les autres enfin, plus confians dans les ressources de la nature, suivent l'exemple d'Hippocrate, donnent peu de remèdes, les dispensent selon le temps, le caractère et les symptômes de la maladie, calculent et observent les jours décrétoires, et se concentrent dans une expectation raisonnée.

La relation que le vieillard de Cos nous a laissée dans le premier et le troisième livre de ses épidémies, atteste l'issue malheureuse de plus de la moitié des cas soumis à son observation ; car, sur quarante-deux malades qu'il traita de fluxions de poitrine, vingt-cinq sont morts. On peut maintenant assurer, sans crainte d'être désavoué, que la médecine moderne a beaucoup perfectionné le traitement de ces maladies. Depuis environ un demi-siècle elle a obtenu de grands succès, ce qui a donné occasion de dire qu'elles servent évidemment à son triomphe.

C'est dans les hôpitaux, où les militaires, les marins, les indigens offrent de grands tableaux comparatifs, que le médecin apprend à rectifier des erreurs, à confirmer des préceptes, à secouer le joug des préjugés, et à s'affranchir des opinions des écoles. C'est-là qu'il contracte l'habitude du coup-d'œil, la précision du tact et l'heureux talent du pronostic. Les nombreuses occasions d'autopsies cadavériques lui fournissent le double avantage d'une solide instruction : c'est le livre constant et véritable de la nature, dans lequel il découvre la justesse ou la fausseté de ses prédictions. Il ne saurait être trop attentif à recueillir les faits, et à les accumuler par l'observation, parce qu'ils sont la base de la science. C'est en profitant des lumières de nos prédécesseurs, et en faisant un rapprochement de leurs travaux sur des sujets encore en litige, que nous suppléons à l'insuffisance du temps et d'une vie trop bornée pour les progrès d'un art aussi long. Ainsi, en ajoutant des faits à d'autres faits, nous parvenons d'abord à nous convaincre nous-même, ensuite nous offrons aux autres une route plus sûre pour lever leurs doutes et arriver un jour à la vérité; car, *qui ne sait point douter, ne peut pas se glorifier de rien savoir;* ou, comme le disait Dufau, à Pujol: *le Pyrrhonisme et l'aveugle crédulité mènent toujours à l'erreur.*

Je n'ai point la prétention de présenter un ouvrage *ex professo*, ni un traité méthodique renfermant une doctrine nouvelle. N'appartenant à aucune secte exclusivement, dégagé de tout esprit de prévention, je rapporterai simplement le fruit de mon expérience, appuyé quelquefois de celle des autres. Depuis l'époque de mes premières études (1) jusqu'à présent, j'ai été

---

(1) A Nancy, en 1774. J'ai commencé par la Chirurgie militaire, et je l'ai enseignée, conjointement avec l'anatomie et la physiologie, etc., pendant onze années à l'École que le Roi avait établie dans son régiment d'infanterie. Cette institution, unique dans l'armée, était due à la faveur de M.r le Duc du Châtelet, colonel de ce corps, amateur zélé et grand protecteur de notre art. M.r Dezoteux, Chevalier de l'ordre du Roi, docteur en médecine, et premier chirurgien, y avait beaucoup contribué. Nombre d'élèves, qui y avaient été formés sous mon enseignement, ont péri victimes de leur zèle dans les armées ou dans les hôpitaux. Parmi ceux qui restent aujourd'hui, et

à même de voir un grand nombre de fluxions de poitrine; si j'ai été assez heureux pour obtenir des succès dans le traitement de ces affections, je ne le dois qu'à l'observation aussi attentive qu'impartiale, aux médecins distingués que j'ai suivis, d'abord dans les hôpitaux des villes de Province et à Paris, sous des maîtres recommandables, puis dans la pratique ordinaire. Pendant

---

qui se distinguent dans l'exercice de leur profession, ou dans les places qu'ils occupent, on compte M.M. Flamant, Dubois, Godin, Houllier, Michon, Selle, Deruez, Rignier, Damien, Nicaise, Langlebert, Audibert, Lambert, Hippeau, Elquin, Hutin, Limouse, Fouillette, Pillard, Cagère, Simon, Multon, Dufour, Lemoine, Boujardet, etc.

J'ai suivi des Facultés de médecine, et j'ai reçu mes trois degrés dans celle de Nancy, depuis l'année 1784, jusqu'à 1787. La brièveté de la vie permettant à peine au plus laborieux d'acquérir une portion des immenses connaissances qu'exigent les deux branches de l'art de guérir, je me suis concentré, depuis environ vingt ans, dans l'exercice de la médecine interne. Ma santé affaiblie par deux maladies contractées dans les hôpitaux, mon goût pour les recherches et les observations, soutenu et activé par des pérégrinations médicales, ont plus spécialement dirigé mes méditations vers cette partie. J'ai aussi lieu de présumer que l'étude particulière d'affections plus rares ou plus graves que sur notre sol, ou qui lui sont étrangères, ont pu concourir à perfectionner mes premières notions, à leur faciliter une marche plus assurée, et à préparer quelques succès.

mes voyages en différens lieux de l'Amérique et en Angleterre, j'ai recueilli quelques documens sur le *Modus medendi*, usité pour les maladies de la poitrine, parmi les médecins des contrées que j'ai parcourues.

Ayant long-temps habité Nancy, et à diverses époques, j'ai remarqué, ainsi que plusieurs praticiens, que la constitution catarrhale domine presque constamment dans le département de la Meurthe et dans ceux qui l'avoisinent. Il ne se passe point d'années sans qu'on n'y ait baucoup de pneumonies à traiter : ces affections ont quelquefois exercé leurs ravages d'une manière cruelle sur les habitans des campagnes. On se rappelle que d'après une institution du Roi STANISLAS, l'Intendant de Lorraine envoyait, dans ces cas, comme dans d'autres où une maladie prenait un caractère épidémique, des Frères de la Charité, avec les médicamens nécessaires pour secourir la classe infortunée. D'autre part, les citadins indigens recevaient, par la bienfaisance municipale, des secours à domicile, et étaient traités par des médecins et par des chirurgiens stipendiés. (On a déjà formé des voeux pour le rétablissement des stipendes, pour la réforme d'abus monstrueux dans l'exercice de l'art, et pour l'observation de bons règlemens de police médicale).

Dans presque tout le cours de l'année 1789, on vit régner à Nancy et aux environs, un grand nombre de fluxions de poitrine: c'est pendant le premier sémestre qu'elles y furent épidémiques. Elles sévirent principalement sur les adolescens et les adultes, sur les militaires et sur les indigens. Quoique nous eussions vu plusieurs malades dans toutes les classes de la société, nous nous bornerons à n'offrir, dans la première partie de ce Mémoire, que le cadre circonscrit de ceux que nous avons traités à l'hôpital militaire, où, dès le 1.er janvier 1789, on avait réuni les infirmeries des trois régimens qui composaient la garnison.

Nos principales observations ont été faites dans l'infirmerie du régiment du Roi, où nous avions établi une sorte de clinique: nous n'y laissâmes échapper aucun cas particulier; tout fut noté et inscrit dans des tableaux; beaucoup d'élèves en médecine et en chirurgie en furent les témoins, et plusieurs les coopérateurs. Ce sont donc les résultats de ce qui s'est passé concernant les péripneumonies que nous allons exposer. Ils ont servi de base au traitement des affections du même genre, que j'ai depuis observées en divers pays. J'avais formé de ces résultats, un Mémoire que j'envoyai dans le temps à la Société royale de médecine. A mon retour à Paris, j'ai retrouvé mon manuscrit dans les papiers de feu le D.r Doublet, et je le reproduis dans ce travail, auquel j'ai ajouté deux autres parties. La deuxième et la troisième partie sont consacrées à prouver, par des exemples multipliés, et après vingt-quatre années de plus d'une constante expérience, les avantages de la méthode curative exposée dans la première. La troisième offre un tableau abrégé des maladies les plus communes en Virginie, et spécialement des affections pulmonaires. Je demande l'indulgence du Lecteur pour les notes et pour les citations peut-être un peu nombreuses; mais j'ai désiré rendre à chacun ce qui lui appartient.

MÉMOIRE

SUR LES

FLUXIONS DE POITRINE.

PREMIÈRE PARTIE.

CAUSES ET DISTINCTION DE LA MALADIE.

Les constitutions et les perturbations atmosphériques de la saison antécédente, prédisposent aux fluxions de poitrine, ou en forment les causes éloignées. Les causes prochaines ou efficientes procèdent, les unes, du sujet lui-même ; les autres, des changemens brusques de la température actuelle. *Mutationes temporum pariunt morbos, præsertìm maximè*, a dit l'oracle. Ainsi, un refroidissement subit, ou toute impression froide sur la peau, ou sur la muqueuse de la gorge et des voies aériennes, lorsque la transpiration est augmentée, une humeur rhumatismale, etc., appartiennent à ces dernières, et occasionnent souvent la pneumonie.

La constitution de l'atmosphère, pendant l'hiver et le printemps de l'année trop mémorable de 1789, a été suffisamment connue de tout le monde, pour que nous soyons dispensés d'entrer dans de longs détails sur le froid, l'un des plus rigoureux que l'on ait jamais observé dans nos contrées. Dans le mois de décembre 1788, il y eut beaucoup de neige, et vers la fin, la gelée fut excessive. Le 31, à l'observatoire de Paris, le thermomètre de Réaumur était descendu à 18 degrés 3 quarts au-dessous de 0 : nous l'avons trouvé le même jour à Nancy, vers cinq heures du matin, à 19 degrés (1). Les mois de janvier, février

(1) Le 25 janvier 1795, M. l'abbé Vautrin, membre de l'Académie des Sciences de Nancy, étant dans une campagne près de cette ville, vit son thermomètre descendu à 21 degrés au-dessous de 0, et il s'est soutenu à 12, après-midi, par un beau soleil : l'instrument était élevé d'environ dix pieds au-dessus de la Meurthe. Aucune observation n'atteste qu'on ait jamais éprouvé, dans notre climat, un froid aussi intense que celui-ci. Il résulte des tableaux météorologiques formés par ce physicien, qui me les a communiqués, que pendant trente-deux ans d'observations, la quantité moyenne de pluie est à Nancy, de 21 pouces 5 lignes par année ; que la quantité tombée est à-peu-près égale en hiver comme en été ; qu'il a trouvé, pour terme moyen par année, quatre-vingt-quatorze beaux jours, cent trente-trois de nuages ou de nuées, cent trente-huit de ciel couvert, cent vingt de pluie, soixante-neuf de gelée, trente-quatre de brouillards, et vingt-un

et mars suivans ont présenté des alternatives de pluies, de gelées ou de brouillards très-froids. Les soldats de la garnison (qui n'étaient pas vêtus aussi chaudement que les soldats d'aujourd'hui), furent les plus exposés aux effets de l'intempérie. Leur transition subite des chambres ou des corps de garde fort échauffés, à une température froide et humide, refoulait l'insensible transpiration, et imprimait ses effets principalement sur les membranes muqueuses. Leur retour et leur trop prompte exposition à la chaleur de ces mêmes lieux, occasionnaient une réaction qui n'était pas moins nuisible. Alors, on vit régner plusieurs espèces d'affections catarrhales, le coryza, l'angine, l'ophtalmie, l'otitis, sur-tout le rhume et les péripneumonies : quelques-uns eurent des coliques, des rhumatismes, des oreillons (1).

---

de tonnerre. Dans ces trente-deux années, il y en a eu deux où il n'a presque pas gelé en mars ; quatre, où il a gelé très-peu en février, et une, où il n'a pas gelé en janvier. Dans neuf années, il y en a cinq, où il ne gèle pas en mai ; dans cinq, il y en a une, où il ne gèle pas en avril ; dans trois, il y en a une, où il ne gèle pas en octobre ; dans six ans, il y a un hiver rude.

(1) Nous avons souvent observé, en différens lieux, ces gonflemens lymphatiques aux parotides, aux sous-maxillaires, ou plutôt dans le tissu cellulaire, qui recouvre ces glandes; et la singularité de la métastase sur le testicule du même côté que l'oreillon,

Les fluxions de poitrine prenaient un caractère relatif à l'état du sujet, aux causes prédisposantes et occasionnelles. Celui en qui la secrétion des sucs

---

lorsque le malade était saigné. Si la maladie existait des deux côtés, le transport de la fluxion se faisait sur les deux testicules. Dezoteux, Rochard, etc., ont fait, dès le milieu du siècle dernier, la même remarque. D'après cela, nous avions proscrit la saignée; nous employons de préférence les vomitifs, les infusions théiformes, les fumigations sur la région des parotides. Ce traitement a toujours réussi; aucun malade n'a même été en danger. L'analyse d'une telle affection est facile. M. Fodéré, (*Traité de médecine légale*, tome 6, page 48, Paris, 1813), cite la notice que j'ai donnée sur les ourles ou oreillons (*mumps*) dans le Journal général de médecine, tome 43, page 108, à l'occasion d'une épidémie de cette fluxion, qui a régné à Baltimore en 1811, et dans laquelle, selon la lettre que le D.r Chatard m'a adressée, la saignée a pareillement déterminé la métastase. Mais il s'est trompé, et paraît n'avoir pas lu en entier cet article, ni le Précis de Rochard, ancien Journal de médecine et chirurgie, tome 7, etc.; car il dit: *M. Valentin prend de-là occasion de déclarer qu'il proscrit la saignée dans cette maladie......* Quiconque jetera un coup-d'œil sur cette Notice, verra que l'occasion en était prise long-temps avant l'époque dont il s'agit, et que le sens de la citation n'est point exact. En effet, il y a plus de trente-cinq ans que nous avons vu, à Nancy et à Besançon, un assez grand nombre d'oreillons parmi les militaires. Les occasions se sont depuis renouvelées, et enfin, en 1789. Cette année, l'on essaya encore la saignée sur un soldat; aussitôt après, il survint un gonflement considérable au testicule du même côté

digestifs, et les fonctions organiques des premières voies étaient altérées, ou chez lequel la pléthore bilieuse dominait, ou, (selon le langage des écoles),

---

que la fluxion *parotidaire*, et il en résulta une hydrocèle par infiltration. La méthode d'exclusion, déjà établie par les médecins cités, n'a été faite que pour les cas ultérieurs, soumis à notre observation et à notre analyse. Nous n'avons pas condamné la saignée pour les complications qui peuvent se rencontrer, parce qu'il n'est réellement pas, dans la nature, de médication exclusive; mais ici, nous n'avons jamais reconnu son utilité.

Deux autres affections, dues aux constitutions atmosphériques locales, régnaient aussi parmi les soldats des mêmes garnisons; le *goître* et *l'héméralopie*. Ces maladies atteignaient exclusivement les factionnaires et ceux qui faisaient un service de nuit. J'en ai fait le sujet d'une dissertation pour ma réception au doctorat, en 1787: *De strumâ Bronchocele dictâ, et de hemeralopiâ.* Quelque temps après, M. Louis me demanda, pour l'Académie royale de chirurgie, un Mémoire détaillé sur le goître, qui me valut, de la part de cette célèbre Compagnie, une médaille en or. En 1789, les D.rs Colombier et Doublet, sachant que nous avions guéri, à Nancy, sept cent trente-six héméralopes, ainsi qu'il est consigné dans ma Dissertation, page 20, et désirant un travail particulier pour la Société royale de médecine, je fis remettre, à la fin de 1790, à Vicq-d'Azir, un Mémoire sur l'héméralopie et la nyctalopie (cécité de nuit et cécité de jour). A cette époque, le nombre de nos héméralopes guéris se montait à près de neuf cents. Ce manuscrit n'a pas été retrouvé dans les archives de la Société royale, et l'original a été brûlé, avec tout ce que je possédais, dans la malheureuse catastrophe du Cap-Français.

lorsqu'il y avait turgescence, était beaucoup plus affecté par les complications gastriques. Car, outre les douleurs fixes ou ambulantes au thorax, la dyspnée, l'agitation, l'intensité de la fièvre et la sputation sanguinolente, les hypocondres étaient presque toujours tendus et douloureux, le blanc des yeux jaune, ou l'ictère devenait quelquefois universel.

Ces affections sont comprises sous la dénomination de pleurésies, de péripneumonie, de catarrhe pulmonaire aigu (Bronchitis de Badham), de fièvre catarrhale. Le nom générique est pneumonie, fluxion du poumon.

La saignée pour les sujets pléthoriques, les vomitifs, les sels cathartiques, quelquefois un vésicatoire à la nuque ou derrière les oreilles, suffisaient pour guérir l'héméralopie. Dans un petit nombre de cas réfractaires, l'arnica, quelques diaphorétiques, les fumigations de foie de bœuf rôti, ou l'application des tranches de ce viscère sur les yeux, selon la méthode des Chinois; enfin, l'instillation sur le globe, avec un tuyau de plume, d'une dissolution de tartre émétique dans de l'infusion de rhue, ont eu de l'efficacité.

Je n'ai vu que deux ou trois cas de nyctalopie ou aveuglement de jour, l'un desquels existait sur un de nos militaires à Nancy; un autre, chez un ancien recors, qui avait été long-temps enfermé dans un cachot obscur : ils guérirent à-peu-près par les mêmes moyens que pour la cécité de nuit.

La péripneumonie la plus commune, celle que nous avons presque constamment observée, est la fausse ou illégitime; *peripneumonia notha.* La marche de la maladie, les progrès des symptômes, et la nature de l'élément qui paraît prédominer, induisent à la distinguer en deux espèces; savoir, la catarrhale et la bilieuse. L'une et l'autre se compliquent quelquefois de putridité gastrique ou de malignité. Ces complications, qui ne sont que des épiphénomènes, permettent encore une sous-dictinction en péripneumonie-putride (adynamique), et en maligne (ataxique). Ces pneumonies sont purement symptomatiques: la phlegmasie des poumons, ou d'un lieu quelconque de leurs régions, n'est ordinairement que secondaire, ou l'effet d'une affection primitive; *per consensum nervorum.*

Nous n'avons vu qu'une fois, à l'époque dont il s'agit, et deux fois ailleurs, la péripneumonie idiopathique, légitime, ou essentielle; *peripneumonia pura aut vera*, qui est très-rare. Celle-ci a son siége dans le tissu parenchimateux de l'organe pulmonaire. Nous donnerons l'observation de la première, à cause des circonstances qui l'ont accompagnée. Mais il n'est pas rare que la phlegmasie de la membrane bronchique s'étende ou se propage dans le parenchime des poumons. C'est alors que la maladie, fausse dans le principe, prend le caractère plus ou moins inflammatoire ou légitime; en sorte qu'il est quelquefois difficile d'établir rigoureusement entre ces espèces une ligne de séparation. On sait d'ailleurs que la sensibilité exquise de l'intérieur des bronches, a une étroite liaison avec le poumon lui-même et avec les muscles inspirateurs.

Cullen doute que l'inflammation commence par le tissu cellulaire des poumons, mais plutôt par les parties membraneuses. Son traducteur, M.r Bosquillon, dit que toutes les fois qu'il y a apparence d'affection parenchymateuse, on doit présumer que les parties membraneuses ont été d'abord affectées, (puisque les inflammations sont des maladies propres aux membranes), et qu'on doit, avec Hoffman, admettre un seul genre d'inflammation de poitrine.

Des causes vulnérantes déterminent aussi une inflammation accidentelle sur le poumon; *peripneumonia traumatica* : tels sont les coups, ceux par armes blanches, les corps poussés par la poudre à canon, les chutes, la fracture d'une ou plusieurs côtes avec esquilles, etc.

Nous n'avons pas cru devoir faire une différence de la pleurésie d'avec la péripneumonie, malgré l'opinion du plus grand nombre des médecins, notamment de Sauvages, (*Nosolo. method.*) qui fait dix-sept espèces de l'une, et douze de l'autre. Les bons praticiens s'accordent à cet égard, avec Riviere, Haller, Morgagni, Eller, Pringle, Macbride, Bordeu, Lieutaud, etc., sur-tout avec Servius, qui dit que sur trois cents ouvertures de sujets morts de fluxions de poitrine, il n'a pas trouvé d'inflammation à la plèvre, excepté à quelques points, dans les endroits correspondans au poumon malade; mais bien les vaisseaux qui sont sur la plèvre pulmonaire où les poumons étaient engorgés (1).

---

(1) Sarcone, s'appuyant de l'autorité de Morgagni, des médecins de Breslaw, de Van-Swieten, etc., pense que la pleurésie a son siége dans les poumons, et que dans les cas où on trouve la plèvre lésée, *cette lésion est consécutive à l'affection de l'organe respiratoire* : (Istoria ragionata de' mali osservati in Napoli, etc.)

Le D.r Roucher n'admet aucune distinction entre la pleurésie, la péripneumonie et la plévro-péripneumonie. Ainsi que nous, il regarde ces maladies comme identiques. (*Traité de Médecine clinique sur les principales maladies des armées qui ont régné dans les hôpitaux de Montpellier en* 1793, 94, 95 *et* 96.)

M. L'homme, interrogeant les symptômes et le cadavre, conclut qu'on ne doit pas séparer l'histoire de la pleurésie de

L'autopsie anatomique nous a démontré que la rougeur que l'on aperçoit quelquefois à l'ouverture des cadavres, arrive le plus souvent après la mort, par la position même, ou dans les derniers momens de la vie. Car, le malade étant couché sur le côté engorgé, si le mal est profond, la rougeur s'étend à la superficie, et s'il est à la superficie, il gagne,

---

celle de la péripneumonie ; que l'inflammation est toujours primitive dans l'organe pulmonaire, et que parvenue à un certain degré d'intensité, elle devient secondaire dans la plèvre : (*De l'inflammation du poumon et de la séreuse qui l'enveloppe*, Paris 1811.)

Cabanis blâme la méthode qui consiste à calquer les traitemens sur certaines apparences qu'offrent les organes après la mort. Il pense qu'elle a toujours été, depuis qu'on veut fonder exclusivement la pratique sur les dissections, la source de beaucoup de fautes et d'erreurs. Il cite Bordeu et Antoine Petit, pour avoir critiqué, avec raison, l'habitude où sont quelques hommes de l'art, de voir des inflammations par-tout où se présentent, sur le cadavre, des rougeurs et des injections sanguines. Ces apparences dépendent de causes si variées, qu'elles sont loin de prouver toujours un inflammation préalable. Les injections sanguines, qu'on trouve souvent après la mort, à la surface et dans l'intérieur des organes, sont plutôt, dit-il, un symptôme de faiblesse et d'inertie, que d'accroissement maladif de ton et d'action.... (*Observations sur les affections catarrhales*, Paris, 1807.)

par approximation ou par contact, la partie de la plèvre costale contiguë qui paraît alors phlogosée. Nous ajouterons cependant, et ceux qui cultivent l'anatomie pathologique, savent bien que la rougeur, par laquelle on caractérise l'inflammation, disparaît aussi dans certains cas après la mort. Si une affection rhumatismale fixée sur les muscles du thorax, ou si une lésion quelconque non pénétrante à cette région, ou aux muscles de l'abdomen gênent la respiration, il peut en résulter, comme on en a des exemples, un engorgement dans les vaisseaux du poumon, expectoration sanguinolente, et phlegmasie sur cet organe, mais non primitivement sur la membrane commune ou séreuse qui tapisse les parois de la poitrine. Quoique Tissot décrive à part, dans la fluxion de poitrine, la péripneumonie et la pleurésie, il les regarde absolument comme la même maladie, une inflammation du poumon, et il recommande le même traitement.

L'un de nos plus savans médecins hellenistes, le D.r Bosquillon, démontre avec avantage que le père de la médecine a désigné sous deux dénominations, différentes variétés d'une même maladie ; que les contestations qui se sont élevées à ce sujet, et les sottises que l'on a fait dire aux anciens, tirent leur origine de ce qu'on a plutôt fait attention aux mots, qu'aux faits rapportés par Hippocrate ; que c'est par métonymie qu'on s'est servi du mot grec πλευρά signifiant côté, et les parties les plus voisines du côté, pour désigner la plèvre, et que tout prouve enfin qu'Hippocrate entendait par le mot pleurésie, une inflammation partielle des viscères contenus dans la poitrine; et par celui de péripneumonie, une inflammation très-étendue et très-profonde, (*Aphorismes et prognostics*, traduits avec des observations préliminaires, des notes, etc., Paris, 1814.)

SYMPTÔMES.

La fluxion de poitrine catarrhale, ou le catarrhe pulmonaire, a son siége sur la membrane muqueuse des bronches et de leurs rameaux. L'exaltation de l'action organique de cette membrane irritée, ou des follicules dont elle est parsemée, donne lieu à une phlegmasie, variable dans ses degrés, d'où résulte l'exubérance *morbide* de l'humeur muqueuse ou l'altération de sa secrétion.

Ce catarrhe est donc à l'appareil bronchique, ou aux divisions ramifiées du canal aérien, ce que l'angine trachéale ou le croup est au tronc de ce même canal (1). C'est le bronchitis auquel le D.r C. Badham d'Oxford, rapporte le *pleuritis humida* de Stoll, *l'orthopnœa peripneumonica* de Sauvages, et la *peripneumonia notha* de Sydenham. Il distingue cette affection en asthenique, en aiguë et en chronique. Darwin avait déjà dit que l'inflammation de la membrane qui tapisse les bronches, a, avec la péripneumonie légitime, la même analogie que l'inflammation des autres membranes a avec celle du parenchyme des viscères qu'elles entourent. Les signes indiqués par Badham pour différencier la phlegmasie de la membrane bronchique d'avec la plèvre, paraissent fort équivoques.

Nous ne parlons point ici du catarrhe simple, mais de celui qui est accompagné de douleur à la poitrine, de gêne dans la respiration, et de symptômes fluxionnaires aigus sur le poumon.

Dans notre constitution épidémique, principalement pendant les quatre premiers mois de l'année 1789, la péripneumonie catarrhale ou muqueuse a été la plus commune; elle a offert les symptômes

---

(1) Voyez nos *Recherches historiques et pratiques sur le croup*, pages 310, 498, 515 et 641. Paris, 1812.

suivans : le corysa, la toux, une légère douleur à la gorge, quelquefois difficulté d'avaler, pesanteur de la tête, mal-aise général ou lassitude, perte de l'appétit, un peu d'oppression, caractérisaient l'invasion de la maladie. Ensuite, le deuxième ou le troisième jour, rarement le quatrième, la toux augmentait; devenait quinteuse, avec sécheresse, raucité, et chez quelques sujets, une sorte d'aphonie, des alternatives de froid et de chaud; la fièvre se développait, était continue avec redoublement, sur-tout le soir : le pouls plein, fréquent, avec augmentation de chaleur et de rougeur à la face pendant les exacerbations; le malade éprouvait de la gêne dans la respiration, une douleur fixe ou errante, obtuse ou aiguë à la poitrine; la peau était sèche, le sommeil nul ou agité par des inquiétudes, les urines claires et la langue saburrale. Les crachats, d'abord rares, clairs ou fluides, devenaient plus abondans, plus épais, et quelquefois sanguinolens : tels furent les symptômes du premier stade. Ceux du dernier stade ou de la coction se manifestaient par l'expectoration plus facile d'une matière mucoso-pituiteuse, plus colorée et plus consistante que les jours précédens, par des moiteurs, par la diminution graduée de l'oppression, de la toux, de la fièvre, etc.

Nous avons vu des malades atteints du point de côté avec la fièvre dès le premier jour ; d'autres paraissaient légèrement affectés, et y faisaient peu d'attention jusqu'au quatrième ou cinquième jour, et au-delà. Alors, les accidens se développant tout-à-coup avec véhémence, leur apprenaient combien était précieux le temps qu'ils auraient dû employer à les prévenir ou à les adoucir. Il y eut même, dans la ville et aux environs, des personnes qui furent victimes de leur sécurité ou de celle de leur médecin, soit parce que la maladie était restée, pendant quelques jours, dans un état occulte, soit parce que les symptômes qui avaient, en apparence, cédé à des moyens simples ou à un évacuant, ont reparu brusquement avec tout l'appareil du danger, comme si une nouvelle affection s'était développée. C'est cette espèce que Stoll, d'après Baillou et Baglivi, a nommé *peripneumonia latens* (1).

En d'autres occasions où nous avons été consultés, la fièvre étant légère, le point à peine sensible,

---

(1) J. P. Frank, qui a également bien observé cette péripneumonie cachée, dit l'avoir vu épidémique parmi des vaches. (*De curandis hominum morbis epitome*, *etc.*, *lib.* 2, *de inflammationibus*, pag. 135, édition de Manheim, 1792.)

l'expectoration offrait, dans la dernière période, des matières purulentes, sanieuses, plus ou moins colorées; à l'autopsie, les poumons en étaient comme gorgés ou désorganisés. De tels résultats étonnaient d'autant plus ceux qui avaient traité les malades, que les symptômes ne paraissaient point en rapport avec la maladie; d'où l'on peut conclure que ces lésions pulmonaires sont antécédentes à l'époque où le danger est imminent.

La péripneumonie bilieuse a été la moins commune pendant l'hiver. Quand elle s'est rencontrée, elle a paru très-aiguë, et, à proportion, plus que celle de l'été. Les ivrognes, les gourmands, ceux dont les premières voies étaient farcies de saburres avec pléthore bilieuse, et qui éprouvaient plus immédiatement le refoulement de l'insensible transpiration, comme les factionnaires et ceux qui étaient mal vêtus, en ressentaient plutôt les atteintes. La toux, la céphalalgie, des lassitudes, des frissons, des douleurs aux lombes et aux extrémités; un embarras au bas-ventre, une tension douloureuse à l'épigastre, aux hypocondres, principalement du côté droit; assez souvent un vomissement bilieux; des soupirs, une douleur fixe ou ambulante à la poitrine, gênaient plus ou moins la respiration; le pouls fréquent, dur et serré étaient les premiers symptômes de cette maladie ; le sang paraissait dans les crachats quelquefois dès l'invasion, ou dans les premières vingt-quatre heures, d'autrefois un peu plus tard.

Le second ou le troisième jour, le pouls devenait plein, régulier et plus développé, sur-tout après les premières évacuations ; le teint et le blanc des yeux plus ou moins jaunes ; la langue aride, chargée d'un limon jaunâtre ou brunâtre, quelquefois gercée ; les urines ardentes avec un sédiment briqueté ; les déjections alvines, tantôt rares, tantôt abondantes et bilieuses, avec coliques et tenesme ; l'haleine chaude, la peau sèche, les crachats safranés ou sanguinolens ; d'autrefois, le sang pur et écumeux : tels étaient les symptômes qui se manifestaient dans la période de l'accroissement ou dans l'état de la maladie. La respiration devenait de plus en plus laborieuse et entrecoupée ; le malade ne pouvait se tenir long-temps dans la même situation ; une douleur gravative ou pongitive à un côté, s'étendait souvent jusqu'à l'épaule, ou occupait toute la partie antérieure du thorax. Une grande agitation, le délire, l'augmentation de la fièvre, et de la soif, la peau brûlante, l'irrégularité du pouls, des sueurs partielles et la diminution ou la suppression de l'expectoration, mettaient le comble au danger chez la plupart.

Dans les deux espèces de péripneumonies, mais sur-tout dans celle-ci, l'exacerbation du soir était toujours la plus intense et la plus fatigante.

On ne croit plus aujourd'hui que la bile soit la cause de l'affection pneumonique, ni que cette humeur forme la couleur jaunâtre que l'on voit dans la matière expectorée. Dans le premier cas, la connexité nerveuse de l'organe pulmonaire avec le foie et l'estomac, le dérangement des fonctions et la surcharge de ceux-ci, qui dénotent ce qu'on nomme gastricité, expliquent facilement les symptômes de la complication. Dans le second, la couleur, d'abord rouillée, ensuite plus ou moins jaune des crachats à mesure que l'expectoration sanguinolente diminue et que la résolution s'opère, n'est que l'effet du mélange d'une moindre quantité de globules sanguins avec le mucus. Le professeur Joseph Frank compare, avec raison, ce changement dans les crachats à celui qui arrive vers la fin d'une échymose.

Héberden, S. L. Mitchill et Falconner ne croient pas que la bile soit la cause des maladies dont on l'accuse. M. Bosquillon, à leur exemple et à celui du D.r Wilson, fait voir l'embarras où se trouvent ceux qui admettent une fièvre bilieuse particulière. « N'est-ce pas avouer, dit-il, que tout ce qu'ils ont écrit sur cet objet est un véritable chaos, qu'il faut commencer par songer à débrouiller avant de proposer une indication curative. (*Observations préliminaires* de la seconde section des aphorismes, traduction déjà citée.) »

La péripneumonie putride est une complication ou une dégénérescence des précédentes, sur-tout de la bilieuse. La prostration des forces, les angoisses, les cardialgies, les disparates, l'assoupissement, souvent la langue et les lèvres noires, ou d'un jaune brun, crevassées et tremblantes; le ventre météorisé et les hypocondres douloureux; les déjections crues, séreuses et fétides, quelquefois vermineuses; le point de côté se faisant peu sentir ou momentanément : tels sont les symptômes observés sur nos malades.

Les éruptions miliaires (1) qui se manifestaient au

---

(1) Nous avons vu autrefois dans la Basse-Normandie, et surtout à Caen, qu'il existait un grand préjugé à l'égard des éruptions miliaires dans les fluxions de poitrine et autres maladies aiguës. Le peuple fuyait les maisons lorsque des petites pustules ou des taches paraissaient sur la peau, étant persuadé que la maladie pouvait se communiquer par contagion. Des personnes de l'art, non moins rassurées sur ces apparitions exanthématiques, qui ne sont pas ordinairement essentielles, croyant le danger

cou ou à la poitrine de quelques-uns, et les taches pétéchiales, ne nous ont paru apporter aucun soulagement, les unes et les autres n'étant que symptomatiques.

La péripneumonie maligne ou *cacoèthe* des anciens, paraissait avoir ce caractère, lorsqu'il survenait un grand abattement, le délire plus ou moins agité, quelquefois obscur, ou le coma; que le sens du tact était émoussé, les réponses lentes et le regard étonné; qu'aux symptômes péripneumoniques se joignaient les spasmes, les soubresauts des tendons, le tremblement des mains; et que le malade tirait la langue avec peine, lentement et avec une sorte de frémissement. Dans cet état, il y avait peu de fièvre; le pouls était mou, petit ou concentré; d'autrefois prompt, enfoncé et irrégulier.

Nous avons vu, depuis, cette péripneumonie con-

---

plus imminent, changaient l'ordre du traitement qu'elles avaient établi. On a même observé que cette miliaire, sur laquelle nous avons entendu élever de grandes contestations, était souvent l'effet des remèdes cordiaux et incendiaires, administrés d'une manière intempestive, afin de provoquer la sueur lorsque la nature n'y était pas disposée. Il y a cependant quelques cas où cette éruption paraît critique, lorsqu'elle se manifeste à la fin de la maladie.

comitante ou sous l'influence du typhus des vaisseaux et des hôpitaux : beaucoup d'autres l'ont pareillement observée. Baillou, Eller, Huxham, Frank père et fils regardent la péripneumonie maligne ou nerveuse comme l'une des plus redoutables maladies. Elle a quelquefois exercé ses ravages sur une grande étendue de pays, au point d'emporter les neuf dixièmes des habitans. La saignée et plusieurs autres secours étaient sans effet ; Baglivi en avait obtenu par le camphre ; Sarcone, à Naples, où ces péripneumonies régnèrent épidémiquement en 1733, les avait combattues avec le plus grand succès au moyen de l'opium ; (*vide Bibliot. German.* par Brewer et Delaroche, tome 2, où se trouve un extrait de la méthode de traitement de l'institut clinique de Pavie, en 1795, par J. Frank). La fièvre catarrhale maligne qui a régné dans l'hôpital de Montpellier en 1799, et qui a été si bien décrite par le D.r Roucher (1), s'accompagnait quelquefois

---

(1) Mémoire sur la fièvre catarrhale nerveuse et maligne, qui a régné dans l'hôpital civil et militaire de Montpellier, pendant les six premiers mois de l'an VIII (1800). Cette fièvre nosocomiale, qui a présenté, chez quelques-uns, des mouvemens nerveux convulsifs mortels, a sévi en même temps par contagion dans quelques villes et villages circonvoisins.

Parmi le grand nombre de malades des armées alliées, atteints

de fluxion de poitrine. Dans ces différens cas, quelques-uns de nos malades rendaient aussi des vers lombrics avec leurs déjections.

DURÉE. TERMINAISON.

La durée des péripneumonies était ordinairement de sept, huit ou neuf jours ; un petit nombre de cinq ; quelques autres de quatorze jours. Mais si le onzième les accidens n'étaient pas relâchés à un certain degré, de manière à faire juger pour une terminaison prochaine le mal dégénéré, ou strictement parlant, la maladie, dont l'affection péripneumonique n'était que l'effet, parcourait le troisième septenaire, quelquefois tout le quatrième et au-delà. Ces complications prolongées, que nous avons observées en d'autres temps, et dont nous rapporterons un exemple bien remarquable, ont été rares dans celui-ci.

En suivant attentivement le cours de la maladie dans ses trois degrés ou périodes, nous avons assez commu-

---

de la même fièvre, que nous avons été chargés de soigner dans l'un des hôpitaux temporaires de Nancy, pendant les mois de février, mars et avril 1814, il y en avait plusieurs avec des symptômes péripneumoniques.

nément remarqué que le troisième jour correspondait au cinquième, le quatrième au sixième, et que si le cinquième était bon, la maladie était jugée au septième; que si la fièvre se calmait le troisième jour, après un vomitif, que le quatrième ait été également doux, le pouls à peine fébrile, peu ou point de gêne dans la respiration, mais le malade abattu, morose, le teint et la langue jaunâtres, une toux légère, les crachats blanchâtres et fluides, la peau sèche et les urines claires ou très-rouges, nous étions presque sûrs de voir la maladie se ranimer le cinquième avec plus ou moins de véhémence, par des douleurs à la poitrine, la dyspnée, des angoisses, et les autres symptômes dont nous avons parlé.

Par-tout les praticiens ont remarqué quatre conditions principales, en vertu desquelles on peut pronostiquer l'heureuse issue de la pneumonie; 1° la respiration plus libre; 2° les crachats rejetés plus facilement, ayant une couleur jaunâtre ou blanchâtre, et plus de consistance que dans la période précédente; 3° la diminution de la douleur, de la fièvre et de la soif; 4° la moiteur de la peau, ou une sueur douce générale, et le retour du sommeil. La rémission des autres symptômes arrive dans la même proportion.

Le pronostic est fâcheux si, dans la troisième

période ou celle du déclin, la respiration est suffocante, précipitée, sifflante, ou avec râle, l'expectoration laborieuse, les crachats rares, brunâtres ou noirâtres sans consistance; si la fièvre est intense avec soif inextinguible, céphalalgie, rougeur de la face, altération des traits, sueurs partielles; si la douleur de la poitrine cesse presque subitement, et si le délire survient. Hippocrate dit dans ses pronostics, que tout crachat qui ne dissipe pas la douleur est mauvais, et qu'il n'y en a pas de plus pernicieux que les noirs, ni de plus avantageux que ceux qui enlèvent entièrement la douleur. « Un seul mauvais signe suffit pour ôter tout espoir. »

La terminaison chez nos malades a été ordinairement heureuse. La plus favorable, qu'on nomme résolution, s'obtenait toujours par l'expectoration et par les sueurs : celles-ci n'étaient pas communément salutaires avant le quatrième ou le cinquième jour. Dans les complications hépatiques avec ictère plus ou moins prononcé, les selles bilieuses, épaisses, manquaient rarement d'être critiques, et d'amener la solution prompte et assurée de la maladie. Il y eut aussi quelques hémorragies nasales.

En général, le catarrhe pulmonaire aigu n'a été long et difficile à guérir que chez les adultes cacochymes, ou d'une constitution molle et phlegmatique. Nous en eûmes plusieurs exemples, sur-tout en ville, chezdes individus des deux sexes, et chez des officiers du régiment suisse de Lullen-Châteauvieux pour lesquels nous fûmes consultés. Dans ces cas, une matière muqueuse ou pituiteuse afflue sur les bronches et les engorge, gêne la respiration, excite des quintes de toux fatigantes, mais ordinairement sans expuition sanguinolente. Une autre portion transsude à la surface des poumons, s'accumule ensuite et s'épanche entre les deux plèvres. Le fluide qui en provient, est de nature albumino-séreuse, a plus ou moins de consistance, est quelquefois semblable à du petit-lait non clarifié, forme des adhérences, des concrétions, et désorganise même la substance pulmonaire. Les ouvertures cadavériques offrent assez communément ces résultats. Nous croyons que cette espèce fait plus de victimes que la péripneumonie bilieuse, sur-tout si l'on abuse des saignées et des débilitans. En beaucoup d'endroits, c'est celle qui conduit le plus communément à la phthisie. Mais aussi que d'erreurs commises dans le pronostic ! tantôt c'est une maladie du foie qui en impose pour celle du poumon ; d'autres fois et très-souvent la matière de l'expectoration, qui n'est que puriforme, est réputée purulente, et la maladie jugée incurable, parce que la toux et la fièvre l'accompagnent. Nous avons été fréquemment témoins de vives discussions de ce genre ; et tel malade que l'on croyait devoir périr phthisique, a fort bien guéri des suites de la fluxion catarrhale muqueuse.

L'abondance des crachats, quelquefois si considérable, ne permet pas de croire qu'ils proviennent entièrement des follicules muqueux des canaux bronchiques. Une partie séreuse paraît résulter de l'exudation des porosités des vaisseaux sanguins. Cet épanchement dans les bronches sert, selon Cullen, à rendre raison de l'apparence purulente que l'on remarque si souvent dans les crachats. Toutes les expériences tentées jusqu'à présent, pour reconnaître la purulence de la matière expectorée, et sur le pus lui-même, nous paraissent illusoires.

Qui ne sait pas que la péripneumonie se termine assez souvent par un abcès ou une vomique dont la rupture se fait intérieurement dans les bronches ou à l'extérieur du poumon, si l'on ne peut ouvrir le foyer, et s'épanche dans la poitrine? Chez trois de nos malades, la terminaison s'est faite par suppuration, et chez un autre par gangrène (1).

---

(1) Nous renvoyons aux bons auteurs pour ce qui concerne la terminaison par la vomique et par la phthisie pulmonaire.

Notre pratique ne nous a point offert de cas plus remarquable, dont la marche ait été plus insidieuse, les symptômes plus alarmans, la durée aussi longue et la terminaison plus heureuse, que le suivant. Nous le consignerons ici, quoiqu'antérieur de quatre années à l'épidémie dont il s'agit.

M. de Charitte, colonel d'infanterie et lieutenant-colonel au régiment du Roi, âgé d'environ cinquante-six ans, fut atteint, à Nancy, dans le printemps de l'année 1785, d'une péripneumonie, avec des symptômes de malignité dès l'invasion. Avant la fin du premier jour, il éprouvait une grande difficulté de respirer et un point de côté très-aigu. Nous le trouvâmes dans la somnolence, avec délire, affaissement, sueur partielle et de la fièvre; mais le pouls était faible, petit et enfoncé. L'expectoration, difficile et très-douloureuse, présentait des crachats presqu'entièrement sanguinolens; la langue, sortant avec lenteur, était couverte d'un limon jaunâtre.

Le second jour, un vomitif fut administré avec succès. Après son effet, nous fîmes appliquer, sur le lieu douloureux, un large vésicatoire. Les facultés intellectuelles redevinrent assez nettes, et l'expectoration un peu plus facile; mais les forces parurent diminuées. Nous employâmes les moyens ordinaires et généraux. La saignée était contre-indiquée.

Vers le douzième jour, la douleur de la poitrine avait entièrement cessé : on n'apercevait plus de sang dans les crachats, dont l'expulsion était facile, et la solution paraissait très-prochaine. Mais le malade tomba dans le coma. Le pouls petit, flasque et déprimé, annonçait l'oppression des forces vitales. Nous appelâmes des médecins consultans, du nombre desquels il n'existe aujourd'hui que M. Lallemand, ex-maire de Nancy, qui a suivi la maladie jusqu'à la fin. Il fut convenu qu'on aurait recours aux toniques, sur-tout à la teinture de quinquina, et aux topiques excitans et rubéfians.

Dans le quatrième septenaire, le malade eut une forte hémoptysie avec douleur obtuse au côté, et la maladie parut produire une seconde fluxion sur l'organe primitivement affecté. Nous découvrîmes, dans le sang expectoré, de longues portions comme membraneuses et ramifiées, qui, examinées sur des serviettes, avaient une apparence vasculiforme. Deux ou trois, mises dans de l'eau, qu'elles rougirent à l'instant, étaient molles, avaient la forme de tuyaux de plume, et renfermaient de la matière muqueuse, sanguinolente. L'une était de la longueur d'environ quatre pouces et demi, portant quatre ou cinq branches plus petites, tronquées ou déchirées inégalement, ainsi que l'autre extrémité du tube principal. Une seconde portait deux branches entières, plus petites et plus solides, longues chacune d'environ un pouce et demi. Ces fragmens se précipitèrent au fond de l'eau lorsqu'ils eurent été lavés une seconde fois. Alors leur couleur parut être d'un blanc sale, et leur consistance peu ferme. On les rompit facilement.

Il paraît bien évident que ces sortes de concrétions (que quelques personnes prenaient pour des vaisseaux, mais qui n'en avaient nullement la structure ni l'organisation) étaient formés par la partie fibrineuse ou l'albumine du sang, lors de l'effusion de ce fluide dans les bronches, où cette substance s'était comme moulée, en vertu d'une action mécanico-chimique. (Voyez nos *Recherches historiques et pratiques sur le croup*, page 349 et suiv., où nous avons mentionné ce fait.)

Dans les quinze à vingt jours qui suivirent cet évènement, le malade eut des faiblesses longues et répétées : il était presque sans pouls, sans chaleur aux extrémités, et il offrait, en tous points, l'image d'une fin très-prochaine. Pendant long-temps, nous pensâmes que les analeptiques les mieux choisis, le vin généreux avec lequel nous soutenions le dernier souffle de vie qui semblait lui rester, et tous nos soins seraient infructueux, ou qu'il mourrait phthisique. Enfin, on ne vit plus de sang dans les crachats ; mais ensuite l'expectoration devint si abondante, qu'il remplissait tous les jours des jattes de matières puriformes, qu'on aurait pu prendre, à bon droit, pour purulentes (suivant Hippocrate : *ex sanguinis sputo, puris sputum ; ex spuris sputo, tabes et fluor.* Aphor. 15 et 16, sect. 7). Une nourriture convenable et quelques préparations de l'écorce du Pérou furent employées.

La durée totale de la maladie du colonel de Charitte a été d'environ cinq mois. Après ce temps, il retourna à Pau, sa patrie, où il a pris les eaux minérales des Pyrénées, notamment les eaux bonnes. Lorsqu'il revint à Nancy, un an après, il n'éprouvait pas le moindre ressentiment de sa maladie, et il s'est marié l'année suivante. Il est mort à Saragosse, d'une affection rhumatismale goutteuse, dans le mois de décembre 1800, quinze à seize ans après la maladie de poitrine.

RÉCIDIVES.

MOYENS DE LES PRÉVENIR.

Il y a des personnes très-aptes à être atteintes plusieurs fois de la pneumonie, et même plusieurs années de suite, à la même époque. Notre instituteur de clinique et ami Dezoteux nous a raconté qu'un capitaine, nommé de la Boissière, avait eu quinze fluxions de poitrine, et qu'il lui avait traité les sept dernières, où il y avait complication bilieuse. La maladie s'annonçait ordinairement par quelques signes précurseurs. Le malade était toujours long-temps à se rétablir des premières, pour lesquelles on l'avait saigné un grand nombre de fois; tandis que sa convalescence était beaucoup plus courte dans les dernières, où il n'était saigné qu'une fois, et où l'on administrait, deux heures après, un vomitif.

Benjamin Rush a soigné plusieurs fois, de la pneumonie, un allemand, citoyen de Philadelphie, qui a eu vingt-huit fois cette maladie dans le cours du même nombre d'années. Les récidives sont communes en Pensylvanie et dans quelques États du Nord de la fédération Américaine.

Ceux qui s'exposent, ayant chaud, à des courans

d'air, ou qui négligent des précautions dans la manière de se vêtir, lors des changemens subits de cet élément, ceux qui couchent dans des chambres ou dans des lits humides, etc., enfin les ivrognes, sont sujets aux rechutes. Tissot, (*Avis au peuple*), a vu un de ces derniers qui comptait ses pleurésies par douzaines.

Nous ne sommes pas convaincus qu'un exutoire au bras soit un préservatif aussi certain qu'un gilet de flanelle, ou de tricot de laine ou de soie porté sur la peau. Les frictions sur le corps avec une brosse douce ou une flanelle, l'exercice et la tempérance contribuent à en prévenir le retour. On doit éviter l'humidité des pieds et de boire trop froid, lorsque le corps est très-échauffé. On recommande aussi de prendre de bonne heure et de quitter tard les habits d'hiver.

Nous avons observé quelques récidives parmi les individus traités en 1789 et 1790. La deuxième maladie était ordinairement plus aiguë que la première. Le seul cas remarquable à notre infirmerie est relaté ci-après, à la deuxième autopsie cadavérique.

TRAITEMENT.

Si nous avons tâché de nous pénétrer de la doctrine d'Hippocrate dans le traitement des maladies aiguës, dès l'époque où nous en avons reçu les préceptes dans les facultés de médecine et dans les hôpitaux ; si nous avons d'ailleurs été bien étayés par des praticiens instruits et heureux, notamment par Dezoteux, nous nous sommes également imposés la loi d'adapter à la cure des péripneumonies des moyens simples, quoiqu'énergiques ; d'être en général réservé sur les saignées, et d'écarter la polypharmacie ; si, d'un autre côté, nous avons comparé la quantité de sang que faisaient tirer quelques médecins avec le peu de médicamens qu'ils employaient, et réciproquement, ayant été peu satisfaits des résultats, nous avons fait en sorte d'éviter les deux excès.

Nous avons traité à l'hôpital du régiment du Roi seulement, pendant dix-huit mois, cent dix-neuf sujets atteints de péripneumonies, dont le plus grand nombre en 1789. Cinq sont morts ; mais trois, qui avaient reçu des secours trop tardifs, des suites de la maladie ; un autre s'est tué par une indigestion.

Les états d'hôpital et d'infirmerie régimentaires, envoyés chaque deux mois au Ministre de la guerre, font preuve de l'exactitude des inscriptions et des procès-verbaux d'autopsies cadavériques. Ces autopsies, pour tous les genres de maladies, ont été faites en présence de plus de soixante élèves qui composaient notre école, et de plusieurs de ceux de la faculté de médecine de Nancy : presque tous suivaient notre clinique, et plusieurs faisaient des notes.

La fluxion de poitrine catarrhale ne commençant pas d'une manière bien allarmante, nous n'étions pas moins sur nos gardes, parce qu'elle prenait quelquefois une marche insidieuse. Les symptômes assoupis par un évacuant se ranimaient avec violence, le quatrième ou le cinquième jour, et même plus tard. Comme elle est, le plus ordinairement, l'effet des impressions froides et humides sur la peau, ou de la répercussion de la transpiration, on doit exciter et ranimer cette excrétion par des infusions théiformes de feuilles ou fleurs diaphorétiques, par des frictions avec des flanelles chaudes et par des pédiluves.

Nous avons constamment fait vomir, soit avec l'émétique seul, ou mêlé à de l'ipécacuanha, ou ce dernier donné selon la méthode des brésiliens, dite de Pison. S'il y avait des stries sanguinolentes dans la matière expectorée, nons donnions également un vomitif; c'est ici le triomphe de ce remède. Nous y revenions quelquefois, ou *refractis dosibus*, tant pour évacuer et alléger les premières voies, que pour exciter vers la périphérie, imprimer aux organes une secousse favorable à leur action, rompre des irradiations et des mouvemens vicieux, et faciliter l'expectoration. On sait que les préparations antimoniales jouissent éminemment de cette propriété. Les fumigations et inspirations d'eau chaude et de vinaigre, quelquefois de vinaigre pur très-chaud, des boissons délayantes, l'oximel, des lavemens, sont les remèdes généraux que nous avons employés.

Les parégoriques, administrés le soir avec précaution, après les évacuations convenables, donnaient du repos, en modérant la toux, aidaient à la diaphorèse et à l'expulsion des mucosités qui embarrassent les bronches et leurs vésicules.

Si le point était fixe et superficiel, un emplâtre vésicatoire l'enlevait en peu du temps. Lorsqu'il était plus profond, l'effet n'en était pas aussi certain, et il ne cédait qu'après de nouvelles évacuations et des sueurs. Si toute la poitrine paraissait entreprise, le malade ne pouvant rester couché, avec dyspnée, quelquefois orthopnée, rougeur au visage, etc. (symptômes absolument nerveux), le vésicatoire était appliqué entre les épaules. Existait-il une douleur gravative à toute la partie antérieure, on le plaçait sur la région sternale, le long de la connexion dès muscles grands pectoraux.

Nous avons peu fait usage des loks composés. Le

kermès minéral n'a pas joué un grand rôle, et la plupart des péripneumonies ont guéri sans son secours.

Il était très-rare que nous fussions obligés de saigner dans l'espèce catarrhale, malgré l'augmentation des accidens et la tournure inflammatoire que prenait la maladie. Nous avions déjà observé, en d'autres occasions, que ceux qui avaient subi cette opération se rétablissaient lentement ou conservaient un catarrhe chronique : quelquefois les poumons s'empâtant, la phthisie, l'épanchement dont nous avons parlé, l'hydrothorax en étaient la conséquence. Nous pouvons assurer que les trois quarts de nos malades, atteints de fluxion de poitrine, n'ont pas été saignés, et qu'aucun n'est mort de l'espèce catarrhale.

Quant aux péripneumonies bilieuses, nous avons encore généralement préféré les vomitifs aux saignées, malgré l'opinion commune. Nous donnions l'émétique, (tartrite de potasse antimonié) en lavage, souvent dès le début. Cependant, lorsque la douleur de côté était atroce, et qu'une saignée préliminaire évacuative était jugée nécessaire, nous ne donnions le remède que quelques momens après l'opération. Si elles se compliquaient de putridité grastrique, ou si elles avaient de la disposition à cette dégénérescence, le vomitif était l'un des moyens les plus propres à enlever ou à diminuer la cause, à supprimer une partie des symptômes, à en abréger ou adoucir les accidens. Quelquefois même, on étendait un grain d'émétique dans une pinte de petit-lait, pendant le cours de la maladie, lorsque les évacuations alvines étaient trop rares, selon les indications et l'état des organes abdominaux. L'embarras du foie, la jaunisse existaient souvent avec l'oppression, le point de côté et le crachement de sang: ces symptômes n'ayant lieu que par les relations d'organe ou par les sympathies nerveuses, cédaient encore au vomitif prudemment répété. Les heureux effets de cette méthode, également appliquée avec succès dans les maladies de la tête et de la gorge, concourent à justifier la sentence du fondateur de la médecine concernant les douleurs au-dessus du diaphragme. (Aphor. 18, sect. IV.)

Quoique très-modérés sur l'emploi de la saignée, nous avons rencontré des cas où elle a paru indispensable, même à des temps avancés de la maladie. Par exemple, après les évacuations préliminaires, quelques malades, chez qui le pouls était plein, dur et fréquent, la respiration très-laborieuse, la douleur de côté plus aiguë, le visage coloré ou fort animé, l'expectoration diminuée ou supprimée (l'abondance du sang dans les crachats n'était pas un mauvais symptôme), supportant admirablement bien une large saignée : quelquefois, c'était un peu avant ou au moment de la crise. C'est ainsi que quelques-uns furent saignés le cinquième jour, un le septième, et deux le huitième. Nous avions pour garant Hippocrate, qui saigna Anaxion le huitième jour d'une fluxion de poitrine, dont il ne fut guéri pourtant, que le trente-quatrième. Nous avons vu Dezoteux et le professeur Jadelot père, faire saigner à la même époque, avec succès. Triller et Huxham ont fait pratiquer cette opération les huitième, neuvième et dixième jour ; le professeur Baumes et le D.r Roucher, de Montpellier, le onzième.

En pareille occurence, ce sont les forces du sujet, l'exaltation de l'action organique, l'intensité des symptômes, et le peu de succès des autres moyens, qui doivent hâter le jugement pour saisir l'opportunité. C'est ici qu'un coup-d'œil exercé et la finesse du discernement font triompher, en peu de temps, d'une maladie dont naguères on ne sauvait pas toujours la moitié de ceux qui en étaient atteints.

Ainsi qu'Alexandre de Tralles, nous n'avons jamais eu de prédilection pour tirer du sang d'un côté, préférablement à l'autre. L'anatomie et la saine physiologie ont appris à compter pour rien toutes les disputes scholastiques qui, à la honte de l'art, ont eu lieu, sur-tout dans le seizième siècle, entre les grecs et les arabistes, concernant le côté où il fallait saigner, eu égard à celui de la maladie.

Le Roi de Portugal, quoique guéri d'une pleurésie, après avoir été saigné du côté malade, par l'avis de Brissot, médecin français, n'en rendit pas moins un arrêt favorable à la secte des arabistes, dont sa faculté était composée. Cet arrêt portait défense aux médecins de saigner du côté où serait la pleurésie. La controverse, portée du tribunal de Salamanque à celui de Charles-Quint, se termina parce que cet empereur dédaigna de s'en occuper. (Voyez *Histoire de la Chirurgie*, tome 2, page 792.)

Lorsque le point de côté redoublait d'intensité, ou que la douleur suspendue ou émoussée revenait avec une certaine *acuité*, l'application des sangsues, et quelquefois des ventouses scarifiées était d'un grand secours: ces deux moyens, que Buchan recommande, sont très-usités en Angleterre. Mais, malgré l'irritation locale et dérivative qu'ils produisent, et quoiqu'il s'écoule des capillaires cutanés, du sang artériel et veineux, cet écoulement se fait avec trop de lenteur pour que, dans des cas pressans, où la respiration est suffocante, et que l'affection est essentielle, ou s'en rapproche, on ne dût pas préférer la phlébotomie, à moins de faiblesse et autres contre-indications.

Huxham (*Essai sur les différentes espèces de fièvres*), sage observateur de la doctrine d'Hippocrate, et qui, à part ses raisonnemens hypothétiques, a bien écrit sur les péripneumonies, s'exprime ainsi, à cette occasion : « Lorsque le pouls ni les forces du malade ne permettent point de le saigner de nouveau, et que l'oppression, la toux, la suffocation continuent, il est à propos de lui appliquer des ventouses sur les épaules, etc., ce remède procurant souvent un prompt soulagement dans les maladies de poitrine et de la tête, quoiqu'il ne soit pas facile d'en connaître la raison ». Plus loin (page 287), il recommande judicieusement de ne point suivre l'avis de Sydenham, qui veut qu'on purge le malade tous les deux jours, après l'avoir saigné une ou deux fois. Mais, au cas que celui-ci rende par haut une grande quantité de matière louable, il faut se borner aux clystères laxatifs ou aux eccoprotiques, du moins tant que l'expectoration dure.

C'est une loi expresse du divin vieillard, à laquelle nous nous sommes conformés, de favoriser et d'entretenir l'expectoration que des purgatifs appliqués mal-à-propos, ou le dévoiement, peuvent supprimer. Il suffit d'entretenir la liberté du ventre, sur-tout s'il y a une teinte jaunâtre sur la peau, jusqu'à la complète solution de la maladie.

L'apparition de l'ictère, assez fréquente dans les fluxions de poitrine, n'est pas ordinairement un symptôme fort inquiétant chez les jeunes sujets, si elle n'a pas lieu dans les premiers jours, s'il n'y a d'autre complication hépatique que la pléthore bilieuse, ou quelque obstacle à l'excrétion de la bile, ou une légère affection spasmodique. *Quibus per febres morbus regius ante diem septimum accidit, malum:* cet aphorisme n'est pas constamment vrai. Elle est plus dangereuse après l'âge de quarante ans, lorsque l'épigastre et l'hypocondre droit sont douloureux, et que la langue est toujours sèche, rouge, et comme enflammée. Dans la pratique vulgaire, on voit l'ictère se développer après des saignées trop copieuses ou trop répétées, à raison de la débilité qui s'en suit, et même après la saignée locale par des sangsues. Ce dernier effet s'est encore manifesté sur deux malades dans les mois de février et de mars 1814.

Chez le premier, nommé Legrand, jardinier pépiniériste à Toul, âgé de vingt-sept ans, on appliqua treize sangsues sur le lieu douloureux, et on laissa couler du sang en si grande quantité, pendant plusieurs heures, que cette déplétion détermina une faiblesse considérable, et la jaunisse. Néanmoins, la pneumonie redoubla avec une telle intensité, qu'on désespéra du malade. On n'avait point donné de vomitif. Il survint une expectoration purulente copieuse, et des douleurs excessives qui continuèrent avec la fièvre, l'oppression et l'insomnie.

M. Vigneron, médecin prudent et recommanmandable à Toul, m'ayant adressé un mémoire à consulter sur l'état de ce malade, dont il regardait la fin comme prochaine, fit brûler, d'après mon conseil, des cylindres de coton sur deux endroits douloureux; l'un sur la région du foie, au bas des dernières fausses côtes, et l'autre, sur le côté gauche de la poitrine. L'usage du séneka et du quinquina secondèrent ce moyen. La situation de ce malade s'améliora; l'ictère disparut; l'expectoration, que l'on jugea provenir d'une vomique, s'épuisa par degrés, et les forces revinrent avec le sommeil. Cependant, la fièvre subsista encore assez long-temps. Six mois après, M. Legrand est venu me voir : il avait repris de l'embonpoint, ne toussait pas, et il n'éprouvait aucune douleur à la poitrine. Quatre mois plus tard sa santé est parfaite.

Le deuxième cas s'est offert à Nancy, sur une femme très-maigre (madame Brisac), âgée de trente-huit ans. J'avais fait appliquer six sangsues seulement, le second jour d'une péripneumonie, sur le point fort aigu, au-dessous et derrière le sein droit. La jaunisse universelle se développa. Le vomitif ne fut pris que le lendemain ou le troisième jour. Un sinapisme placé sur le côté douloureux, l'usage du petit-lait violacé, de l'oximel, du calomel avec le camphre, des inspirations d'eau chaude et de vinaigre terminèrent la maladie le neuvième jour.

Quelquefois aussi j'ai remarqué que la suffusion ictérique ne se manifeste que lorsqu'on n'a pas évacué avant la saignée, ou assez promptement. Ceci est abondamment confirmé par le D.r Gorcy, qui me dit que les vomitifs donnés dans les premiers jours, prévenaient, dans les hôpitaux des armées, cette complication, qui n'avait lieu que par les irradiations de la phlegmasie sur le foie ou ses dépendances.

M. Bouffey, d'Argentan, partisan des vomitifs, lorsqu'il y a des signes de gastricité, dit que lorsque les saignées ont été pratiquées trop tard, ou portées trop loin, on voit la peau et la conjonctive prendre une teinte jaune, les urines une couleur orangée, la langue se couvrir d'un enduit épais, et les malades éprouver des nausées à l'aspect des bouillons et des boissons relâchantes. (*Recherches sur l'influence de l'air, dans le développement, le caractère et le traitement des maladies.*)

D'autres fois, la congestion sanguine, l'engorgement du foie et l'inflammation de ce viscère coincident avec l'inflammation du poumon. J'incline à penser avec M. Portal, qu'il est plus fréquent de voir la péripneumonie se réunir à l'hépatitis que celui-ci à la pneumonie. (*Observations sur la nature et le traitement des maladies du foie*).

Nous avons observé, dans notre hôpital, le pouls *dicrotus* chez quatre ou cinq malades, et trois fois il s'en est suivi une hémorragie nasale. Cette évacuation eut lieu trois jours de suite, le soir ou dans la nuit, chez le nommé Emel, jeune homme de la compagnie de Prouvay, entré à l'hôpital le 21 novembre 1789. Tout le côté droit de la poitrine avait été entrepris au quatrième jour de la maladie. Les crachats étaient jaunes ou mêlés de beaucoup de sang. L'application de la main sur l'épigastre, lui causait une sensation fort douloureuse, et l'expiration était entrecoupée, ou se faisait en deux temps : ces deux derniers symptômes cessèrent le huitième jour. La fièvre diminua beaucoup après la première hémorragie qui fut abondante. Ce malade n'a point été saigné ; la nature y a encore suppléé par deux autres évacuations semblables clairement annoncées dans le même pouls rebondissant, *bis feriens*. La maladie n'a été complètement terminée que le quatorzième jour, par une expectoration abondante.

Nous ne nous appesantirons pas sur les topiques, soit épithèmes, soit embrocations ou illinitions, sinapismes, cataplasmes ou fomentations dont nous avons fait usage dans différentes circonstances, et souvent lorsque le vésicatoire n'était pas encore impérieusement indiqué. Enfin le camphre et le nitre sous toutes les formes, les antiseptiques majeurs et l'opium ont été employés selon les accidens nerveux ou autres complications. Car, quoique les symptômes péripneumoniques eussent cessé vers le septième ou neuvième jour, quelquefois la maladie se prolongeait avec le type de fièvre gastro-adynamique jusqu'au vingt-unième et au-delà. C'est alors que l'acétate d'ammoniaque, les acides minéraux, l'écorce du Pérou, le vin, furent d'une grande utilité.

Nous n'avons jamais négligé de soutenir les forces par un peu de bon vin : nous en formions même des potions avec du sirop. Quelques crêmes de pain rôti, bouillons aux herbes, crêmes de riz, d'orge, de maïs ou de pommes-de-terre ; un peu de confitures ou des fruits cuits, du miel, des jaunes d'œuf, etc., formaient la nourriture de nos malades.

Lorsque les premières voies ont été débarrassées, il est nécessaire, pour faciliter la coction, de ne pas trop diminuer l'action vitale, sur-tout chez le militaire et chez l'homme de peine. Les antiphlogistiques trop soutenus, conduisent à la phthisie pulmonaire par excès de relâchement et de débilité organique. C'est pour prévenir cette fâcheuse terminaison, lorsque l'espèce catarrhale se prolonge avec fièvre, que la toux persiste, malgré le retour de l'appétit, que les forces ne reviennent pas, qu'on a recours aux toniques, et au changement d'air et de lieu. Quand les bronches s'embarrassent par excès de secrétion muqueuse, et que l'expectoration cesse, ou se fait difficilement, on revient de temps en temps à un léger vomitif. Cette pratique est confirmée par celle du D.r Badham, à l'occasion du *bronchitis asthenica.* C'est alors que ce médecin conseille, parmi les expectorans, de donner, plusieurs soirs de suite, trois grains de poudre de scille avec un grain de calomel, et autant de digitale. (*Observations sur les affections inflammatoires de la membrane muqueuse des bronches.* Londres, 1808.)

Lorsque la maladie était compliquée de malignité,

c'est-à-dire, lorsque le système nerveux était affecté, qu'il y avait stupeur, délire, affaissement, etc. Nous appliquions des vésicatoires aux jambes, ou des sinapismes autour des pieds; nous donnions le quinquina rouge au vin, ou plus souvent, à grande dose, une teinture de cette écorce et de racines de serpentaire de Virginie, avec addition de racines d'angélique. Jusqu'à présent, en tous pays, l'usage commode de cette teinture, dans le genre de celle d'Huxham, faite à l'eau-de-vie et sans cochenille, nous a été extrêmement familier, dans plusieurs affections, comme remède tonique et antiseptique.

AUTOPSIES CADAVÉRIQUES.

Des cinq malades morts, sur cent dix-neuf atteints de ces affections, le premier, nommé Théduit, âgé de trente-six ans, du Régiment de *Monsieur*, infanterie, était entré à notre hôpital, le troisième jour de sa maladie, avec les symptômes et les signes les plus fâcheux d'une péripneumonie bilieuse: l'occasion favorable pour le sauver était déjà écoulée. Cependant, il fut largement saigné du bras, et évacué convenablement. On appliqua ensuite des sangsues sur le point douloureux, d'où il sortit beaucoup de sang, et peu de temps après, un emplâtre vésicatoire.

Malgré beaucoup de soins, cet homme est mort au bout de deux mois et demi. La poitrine et le ventre étaient remplis de pus. Le poumon du côté affecté primitivement était en partie hépatisé, et présentait la trace d'une vomique rompue, d'où provenait, en grande partie, la matière purulente. Mais on ne découvrit, à travers le diaphragme, aucune lésion ou communication directe avec l'abdomen. Cet homme était roux au suprême degré : si l'on en croit Baillou, les maladies aiguës guérissent difficilement chez ceux de cette couleur (1).

Le deuxième, nommé Alexis, compagnie de Culant,

---

(1) *Quicumque rufi sunt, morbis vix liberantur : humor enim qui in eis abundat, habet aliquid virulenti..... Ea corpora tetra quadam bile abondant : et qui humor dominatur et morbum facit, vix coctionem admittit.....* (*Guillelmi Ballonius opera omnia medica*, tome 1, édition de Tronchin, Genève, 1762, pages 151 et 179).

Sydenham et Triller considèrent ceux qui ont les cheveux roux comme plus sujets à l'angine et à la pleurésie. Mon expérience ne m'a pas encore appris si cette opinion est bien fondée; mais j'ai quelque confiance dans celle de Lorry concernant les roux, chez qui, selon lui, la variole prend, le plus souvent, un mauvais caractère : ceux que j'ai vus atteints de cette maladie, l'ont eue confluente et accompagnée de symptômes plus ou moins inquiétans. Il n'en a cependant pas été de même dans l'inoculation ; car

au régiment du Roi, infanterie, essuya deux fluxions de poitrine assez près l'une de l'autre. Il guérit radicalement de la première. La deuxième se déclara en prison, et elle était déjà avancée lorsqu'on le transporta à l'hôpital. Les progrès furent rapides. Le poumon gauche, d'abord affecté, fut encore celui où, lors de la récidive, la scène se renouvela. Quelques jours avant la mort, arrivée environ deux mois après son entrée à l'hôpital, il s'était plaint d'une douleur au cou, vers la clavicule, et derrière l'omoplatte gauche. Il y avait tension douloureuse au ventre, sur-tout à l'hypocondre gauche, et enflure aux extrémités inférieures. Nous annonçâmes aux élèves qui suivaient nos visites, et qui l'ont noté, qu'outre le désordre au poumon gauche, il y avait épanchement considérable dans la cavité du même côté. Nous nous appuyâmes

---

je l'ai vue très-discrète, et quelquefois locale sur des roux des deux sexes.

Les Médecins du grand hôpital de Lyon, interrogés de ma part, à cette occasion, en 1812, par leur collègue le D.r A. Laudun, ont répondu qu'ils n'avaient pas fait d'observations comparatives sur la gravité ou sur la terminaison plus funeste des fluxions de poitrine, chez les roux, qui y sont très-rares, que chez les autres individus; mais que pendant ces deux dernières années, ils n'y avaient point reconnu de différence.

du texte d'Hippocrate : « La suppuration du poumon, accompagnée de douleurs vers le cou ou à la clavicule, et quelquefois du côté du ventre, annonce que la quantité de la matière du dépôt est considérable (Coac. n.° 18) ». L'ouverture du cadavre l'a confirmé : la base du poumon gauche était désorganisée aux trois quarts, et toute la cavité thorachique de ce côté remplie de pus.

Le troisième malade, nommé Pannalier, compagnie de Beausset, au même régiment, homme robuste et très-adonné à la débauche, entra à l'hôpital le quatrième jour d'une péripneumonie, et ne reçut les premiers secours qu'à cette époque. Le temps précieux était passé ; toute la poitrine était entreprise. Il fut saigné plusieurs fois, évacué par haut et par bas, et on appliqua successivement trois vésicatoires sur les lieux les plus douloureux du thorax, dont un entre les épaules. La maladie offrit les symptômes d'une complication bilioso-putride. Les accidens s'aggravèrent, et le malade périt le treizième jour.

L'ouverture du cadavre a présenté, outre des adhérences à toute la surface du poumon, des foyers de suppuration dans la substance de cet organe et dans le péricarde. Le foie, la rate, le pancréas étaient beaucoup plus volumineux que dans l'état naturel.

Le quatrième, travaillé par une péripneumonie bilieuse, avec jaunisse, engorgement et douleur au foie, jugée au huitième jour, a été étouffé, dans la nuit même, par une indigestion d'omelette, de pain et de vin. Il s'était procuré des alimens à l'insçu des sœurs et des infirmiers, après nous avoir entendu dire que sa maladie était jugée, et qu'il allait entrer en convalescence. En effet, tous les accidens s'étaient relâchés; il était presque sans fièvre, et nous avions observé des sueurs et des urines critiques. On ne trouva aucune lésion morbifique, mais seulement les alimens dans l'estomac.

Le cinquième malade est le seul qui nous ait paru avoir réellement une inflammation des poumons essentielle ou idiopathique. Il se nommait Roussey, caporal de la compagnie d'Anctoville. Il était entré à l'hôpital le 18 juin 1790, ayant une très-grande difficulté de respirer, crachement de sang, douleur à toute la poitrine, sur-tout à gauche, vers les fausses côtes et à la région lombaire. Il se plaignait, en outre, d'une faiblesse générale. Le pouls était enfoncé, à peine sensible et d'une fréquence extrême; la face très-colorée, d'un rouge cramoisi; la tête brûlante, et les yeux étincelans.

Une ample saignée ayant été pratiquée, et les

moyens généraux employés, le pouls se développa légèrement. Un point se faisait sentir alternativement à gauche et en avant vers le sternum.

Deuxième jour. Respiration très-difficile, angoissée; le malade ne peut garder un instant la même situation. Nous prescrivons deux saignées, après lesquelles la dyspnée paraît un peu moindre, mais le pouls est peu différent; les crachats, expectorés avec peine, sont rares, sanguinolens et brunâtres; nulle espèce de douleur au bas-ventre; aucun signe de saburres; la langue est rouge et nette.

Cet homme sanguin, de haute stature, jeune et naturellement très-robuste, avait reçu, dix mois auparavant, un coup de pointe de sabre, profondément dans le poumon droit, dont il guérit à notre hôpital après les accidens les plus fâcheux. Peu après sa guérison, il avait essuyé une fièvre bilieuse et ensuite une fièvre tierce que nous avions encore traitées. Dans le cas présent, nous ne reconnûmes pas la moindre indication pour le faire vomir. Il n'en sentait aucune envie.

Troisième jour. Respiration aussi laborieuse que la veille; toux suffocante; la face est très-animée; le pouls toujours petit et fréquent. Quatrième saignée. Le sang paraît épais et couenneux.

Quatrième jour. Même état. Cinquième saignée, qui n'apporte aucun soulagement. Application d'un large emplâtre vésicatoire sur le côté gauche.

Cinquième jour. Pouls mauvais; prostration des forces; crachats constamment brunâtres; angoisses; respiration *anhéleuse*. Pendant le cours de cette maladie, nous employons les lavemens, les laxatifs, les boissons oximellées, le camphre et le nitre en poudre ou dans une émulsion, des cataplasmes autour des pieds, une ou deux fois sinapisés; enfin on tient, aussi long-temps que possible, devant la bouche et sous le nez, une éponge imbibée de vinaigre chaud, outre les vaporisations et inspirations de cet acide mêlé à de l'eau chaude.

Mais les crachats deviennent noirâtres; les douleurs de la poitrine cessent presque tout-à-coup; le délire survient, et le malade succombe du septième au huitième jour. Ceci se rapporte à une sentence du père de la médecine que nous avions vue confirmée quelques années auparavant : « Quand la douleur de côté vient à cesser tout-à-coup, sans qu'on en voie la cause, le malade tombe dans le délire et meurt au bout de douze heures ».

L'ouverture du cadavre était trop intéressante pour n'y pas procéder avec la plus scrupuleuse attention.

Nous trouvâmes les poumons adhérens à la plèvre des deux côtés. Le poumon droit, où le malade n'avait jamais témoigné de douleur, était gangrené à toute sa partie supérieure, fort engorgé, livide, et tout le reste de sa substance dans un état de sidération. Le poumon gauche était sain, malgré la douleur que le malade y avait ressentie. Hippocrate dit : « Lorsque tout un côté de la poitrine est pris, tout le poumon, ou le lobe du poumon de ce côté est engorgé ; si ce lobe est adhérent aux parois de la poitrine, ces parois deviennent engourdies et sans action ; elles se teignent d'une couleur livide, qu'on nomme sidération, ainsi que l'impression de la foudre (Coac., n.° 400) ».

Nous suivîmes la cicatrice du coup de sabre, un peu oblique de bas en haut, depuis la sixième vraie côte à droite jusqu'à six pouces dans le poumon ; tout son trajet était blanchâtre, dense et comme ligamento-cartilagineux, sur-tout à l'entrée, où la plaie avait été fort large ; les viscères de l'abdomen étaient dans l'état naturel.

Lorsque feu le D.r Poma père cessa ses fonctions de premier médecin de l'hôpital militaire, le 31 décembre 1788, il se trouva, dans le nombre des malades qu'il nous remit, quelques phthisiques. Il y avait, parmi ces derniers, un jeune élève en chirurgie, travaillé par une fièvre de suppuration et des sueurs colliquatives, suite d'une péripneumonie. Après l'examen attentif de sa poitrine, nous découvrîmes, vers la région inférieure du côté gauche, de la tuméfaction avec empâtement et une sorte de fluctuation fort obscure. Nous ne pûmes attribuer cet état qu'à une collection purulente. Quelque désespérée que fût la situation de ce malade, nous parlâmes d'ouvrir la poitrine pour en évacuer la matière. A peine nous eut-il entendu prononcer le mot empyème, qu'il demanda lui-même qu'on en fît l'opération. Nous la pratiquâmes le lendemain au lieu d'élection. Le pus jaillit à grands flots et remplit deux à trois bassins. Le malade s'en trouva tellement soulagé, qu'il conçut les plus grandes espérances de guérison. Il fit éclater sa joie en nous embrassant tous, et il s'entretint de ses projets avec ses condisciples. Mais, hélas! peu de jours après il succomba (1).

---

(1) Nous avons pratiqué, l'année suivante, et avec succès, dans le même hôpital, l'opération de l'empyème au lieu d'élection; mais, pour un épanchement de sang, causé par une petite ouverture de l'artère mammaire droite à la partie supérieure de la poitrine. Il y avait incertitude dans le diagnostic. (Voyez l'Observation dans le Journal de Chirurgie de Desault, tome 4, page 108.)

A l'ouverture du cadavre, nous ne trouvâmes point de poumon gauche : il avait été détruit en totalité par la suppuration ; il ne restait que le tronc des gros vaisseaux, formant une espèce de protubérance, comme un champignon, près du cœur. Le péricarde, par-tout adhérent au cœur, était couvert de pus, et les parois de la cavité thorachique de ce côté, en étaient tapissées. Il y avait aussi quelques concrétions membraniformes. Le poumon droit était sain et avait seul suffi, pendant plusieurs jours, à la respiration.

Quelques auteurs nous ont transmis des faits à peu près de cette nature. Fouquet (1) en rapporte un entièrement semblable et subséquent à la même cause. Ce professeur dit qu'il y avait pour médecin à l'hôpital Saint-Éloy à Montpellier, dans les premières années de ses études, un autre Botal qui faisait saigner jusqu'au blanc dans toutes les fluxions de poitrine, et qu'il a vu un très-grand nombre de malades périr sous la lancette, *sanguineamque reddebant animam*, ou empyématiques, ou d'une péripneumonie cachée. « Ayant ouvert, dit-il, un de ces cadavres avec le D.r Paul, nous fûmes bien surpris de ne trouver dans

(1) Observations des six premiers mois de l'an V (1797), à Montpellier, etc., page 25.

la cavité droite de la poitrine, qu'une quantité considérable d'un pus comme dissous et de couleur légèrement verdâtre, dans lequel nageaient des flocons membraneux, avec quelques concrétions lymphatiques : c'étaient les débris du poumon qui avait été entièrement consumé par la suppuration. Ce malade avait vécu, selon toute apparence, plusieurs jours dans cet état ou sans poumon droit. »

Dans un autre cas, mais suite d'hémoptysie, où une empyème de pus nécessita l'opération, M. Lefaucheux, à Angers, ne trouva aucun vestige du poumon gauche qui était totalement tombé en fonte. Le malade périt dans le tétanos, après des excès amoureux, (*Journal génér. de Méd.*, tom. 21, pag. 49 et suiv.)

Si les annales de la science offrent un grand nombre d'exemples de collections purulentes, gélatineuses, albumino-séreuses, de désorganisations ou de transformations de la substance des poumons, à la suite des fluxions aiguës de ces viscères (1), on rencontre aussi quelquefois les mêmes résultats, sans que les malades eussent éprouvé de pneumonie, de toux, ni même de douleur à la poitrine. Ce sont-là encore

(1) Voyez, entre autres, Haller, Morgani, Cleghorn, (maladies de Minorque), ect.

de ces redoutables écueils où ne vient que trop souvent échouer le talent le plus consommé. En effet, combien de fois ne s'est-on pas trompé dans les affections pulmonaires chroniques (1)?

Le D.r Mouton, d'Agde (2), a publié deux observations de morts subites causées par une inflammation occulte des viscères du thorax. Chez le premier sujet qui se portait bien avant de mourir, tout le poumon droit était transformé en un sac rempli de matière purulente. Le second avait le poumon droit de la consistance et de la couleur propre au foie. Ces dégénérescences ne sont pas rares, et ce n'est que dans des cas de cette nature que l'art peut se consoler de son impuissance.

Le nommé Maréchal, compagnie de Montvalon, au régiment du Roi, était entré à notre hôpital le 31 décembre 1789, pour une fièvre continue simple, devenue hectique, à laquelle il a succombé au bout de quatre-vingt-sept jours. Pendant la maladie, qui

---

(1) On en trouve des exemples dans l'Anatomie médicale de Portal, tome 5, page 65 et 73.

(2) Journal général de Médecine et de Chirurgie, tome 34, page 27.

n'a été ni douloureuse ni accompagnée de frissons, le pouls était de cent vingt-cinq à cent quarante pulsations : une fois il s'est élevé à cent soixante. Cet homme faisait bien toutes ses fonctions, désirait des alimens, se couchait en tous sens, n'avait point de toux, et n'éprouvait pas la plus légère douleur à la poitrine, excepté vers le sternum, six ou sept jours avant sa mort : c'est à cette époque seulement qu'il a expectoré de la matière purulente.

A l'ouverture du cadavre, nous trouvâmes le poumon droit gangrené presqu'en totalité, et plusieurs petits foyers de pus dans sa substance, sur-tout à la base qui était adhérente au diaphragme. Le poumon gauche n'avait ni la couleur ni la consistance naturelles. Le foie volumineux, dur et obstrué, adhérait aussi, par toute sa face convexe, fortement au diaphragme. La rate, assez grosse, avait perdu sa couleur ordinaire, et le pancréas avait une étendue considérable. Les glandes thorachiques et mésentériques, très-grosses, renfermaient, pour la plupart, une matière stéatomateuse concrète.

Burnot, canonnier du régiment de Toul, artillerie, avait eu, au printemps de 1789, un catarrhe pulmonaire, dont la terminaison faisait craindre pour la phthisie. Néanmoins, il sortit de notre hôpital, guéri en apparence, quoiqu'on lui eût reconnu des obstructions dans l'abdomen. Il y rentra le 2 octobre suivant, pour une fièvre tierce et de vives douleurs à la tête. Il ne se plaignait nullement de la poitrine; aucun symptôme n'annonçait qu'il y eût la moindre lésion organique dans cette cavité. La céphalalgie diminua; mais il devint presqu'imbécile pendant le dernier mois de sa vie, qui finit le 16 janvier 1790.

L'autopsie cadavérique a offert des particularités si remarquables, que je ne puis me dispenser de les rapporter en détail.

1.° Tout le poumon droit était tuberculeux; sa face externe adhérait fortement à la plèvre par une concrétion albumineuse intermédiaire, épaisse, et d'une telle durete, qu'elle approchait de la substance cartilagineuse. Le péricarde était par-tout adhérent et confondu avec le cœur; la racine des gros vaisseaux était recouverte d'une couche blanchâtre, épaisse d'un travers de doigt, dont la nature et la densité pouvaient être comparées à celles du lard; toutes les glandes bronchiques étaient squirreuses.

2.° Les intestins, le mésentère, le petit épiploon, le col de la vésicule du fiel étaient surchargés et environnés de concrétions ou de glandes en suppuration.

3.° La substance médullaire du cerveau renfermait six tumeurs ou tubercules très-dûrs, dont les plus gros étaient du volume d'un marron et d'une consistance cartilagineuse. Deux autres plus considérables se trouvaient latéralement dans la substance du cervelet. Ces corps, coupés par leur milieu, présentaient des couches concentriques ; quelques-unes renfermaient une matière semblable à du suif.

4.° Les artères carotides naissaient directement de la courbure de l'aorte, laquelle fournissait, à gauche, la sous-clavière de ce côté. A trois lignes de celle-ci, l'on voyait s'élever de l'aorte, l'artère sous-clavière opposée : elle se portait à droite, derrière l'œsophage, au-devant de la dernière vertèbre cervicale ; elle traversait ensuite les muscles scalènes, et passait de-là au bras droit. Cette artère, plus grosse à son origine que la gauche, fournissait des branches derrière l'œsophage, et ne paraissait pas plus considérable que l'autre après avoir traversé les scalènes.

Ayant injecté les vaisseaux, je les ai conservés en rapport avec les muscles, l'œsophage, la trachée artère, la langue, la mâchoire inférieure, etc., et j'en ai fait une pièce que j'ai emportée, avec mon cabinet d'anatomie, à Saint-Domingue. Mais cette pièce n'existe plus : toutes mes collections, ma bibliothèque et absolument toutes mes propriétés ont été anéanties par le pillage et l'incendie du Cap, lors de la guerre civile en 1793. Les élèves de notre école ont été les témoins de l'ouverture cadavérique faite par M. Godin, principal répétiteur, aide très-distingué, qui depuis a été démonstrateur à l'hôpital militaire de Lille, et qui est aujourd'hui chirurgien-major du septième régiment d'artillerie. Tous ont vu le sujet pendant sa maladie, et la pièce, avant et après sa préparation. J'ai fait mention de ces circonstances, avec d'autres variétés anatomiques, à la suite de *recherches sur l'action des vaisseaux lymphatiques, conservée long-temps après la mort*, dans l'ancien Journal de Médecine, tom. 86, p. 231 et 239.

On ne s'est jamais aperçu que l'individu dont il s'agit ait été gêné dans la déglutition, comme celui dont parle Nathaniel Hume, (*Mémoires de la Société médicale de Londres*, 2.e vol. *in*-8.o): « A l'ouverture du cadavre, dit-il, on a trouvé que l'artère sous-clavière droite partait de la partie postérieure de l'aorte, derrière, et à gauche de l'artère sous-clavière gauche; dans sa direction vers le côté droit, elle passait entre la trachée artère et l'œsophage. Les suites de cette position vicieuse étaient que la déglutition fut constamment accompagnée d'angoisses extrêmes, de palpitations, d'étranglement et presque de suffocation. Les solides, qui glissaient promptement, ne causaient pas tant d'embarras que les liquides dont la compression était soutenue ». L'auteur appelle cette maladie *dysphagia lusoria*, pour la distinguer des autres difficultés d'avaler ; et il pense que cet écart de la nature n'est pas unique. Bayford (même volume) paraît avoir donné la première description de cette dysphagie.

Le professeur Autenrieth, de Tubingen, a observé, il y a peu d'années, sur le cadavre d'une femme de soixante-un ans, une anomalie presque semblable à celle que nous avons trouvée sur le canonnier. L'artère sous-clavière gauche passait entre la colonne vertébrale et le pharynx. Dans les dernières années de sa vie, cette femme se plaignait de difficulté d'avaler et de maux d'estomac ; dans la dernière quinzaine, elle ne pouvait avaler autre chose qu'un peu d'eau-de-vie, (*Annales de médecine d'Altenbourg*, mars 1808).

Transformation des poumons en une substance gélatiniforme, couleur d'ambre.

Quoique ce cas, très-extraordinaire, n'ait pas été la suite des affections qui font le sujet de ce

Mémoire, qu'il nous soit permis de le consigner ici à raison de la singularité et de l'intérêt qu'il peut offrir pour l'anatomie pathologique.

La princesse de S***, née en 1757, et mariée à dix-neuf ans, avait jusqu'à cette époque joui d'une très-bonne santé. De profonds chagrins survenus quelque temps après, déterminèrent une éruption dartreuse sur la face. Un médecin de Nancy, où elle faisait alors sa résidence, n'ayant retiré aucun succès des remèdes qu'il lui avait long-temps administrés, la soumit à un traitement anti-siphiltique interne et externe qui dura plus de trois mois, et qui ne fut pas plus heureux que le premier.

Trois ans après, les affections de l'ame ayant cessé, les dartres disparurent presqu'entièrement, et la princesse reprit un embonpoint plus considérable qu'avant l'éruption. Cet état se soutint pendant quelques années. En 1795, de nouveaux chagrins vinrent l'accabler. Bientôt après, récrudescence des dartres, sur-tout au visage. Tous les remèdes qu'on employa, les bains, un exutoire, le régime restèrent infructueux.

Dans le mois de décembre 1798, elle employa des lotions avec une eau cosmétique, qui fit disparaître les dartres : mais les jambes s'œdématièrent; il y eut quelques symptômes d'hydropisie ascite qui cédèrent aux remèdes appropriés. La malade alla vivre à la campagne, où tout-à-coup les fonctions digestives se dérangèrent. Il survint de l'anorexie et des signes de saburres qui la décidèrent à se purger. Quoique le purgatif eût été très-doux et tel qu'elle avait coutume de le prendre, son effet fut accompagné de violentes coliques. Le lendemain, la fièvre se déclara avec des douleurs vers la région ombilicale et l'hypocondre droit. Revenue en ville, elle fut traitée par son médecin ordinaire. M. Mandel, doyen des pharmaciens et gradué en médecine, fut adjoint au médecin avec lequel il lui avait déjà donné des soins. Je fus consulté avec eux dans le mois de mars 1800.

La malade était fort maigre, avait constamment de la fièvre avec redoublement et de l'insomnie. Elle ne toussait point, n'éprouvait aucune gène dans la respiration, ni de douleur au thorax. Nous découvrîmes, par le tact, sous les fausses côtes du côté droit, une tumeur dure assez volumineuse, qui descendait d'environ trois pouces vers la droite de l'ombilic, et que nous jugeâmes appartenir au bord inférieur du foie. Le *decubitus* était plus facile de ce côté. Nous convînmes de continuer les moyens palliatifs déjà employés, d'appliquer sur l'hypocondre droit un large emplâtre de cigue, et nous pronostiquâmes unanimement une terminaison funeste. Trois mois après, le marasme étant à son comble, la malade voulut partir pour aller prendre les eaux de Plombières, quoique nous nous y fussions opposés formellement : elle mourut à Épinal. M. Thyriat, chirurgien de cette ville, accompagna le cadavre à Nancy, où nous en fîmes l'autopsie, et il y assista.

Nous trouvâmes, sur le diaphragme, deux tumeurs enkistées, contenant du pus de nature stéatomateuse. La plus considérable, à peu près comme un œuf de dinde, était située à gauche et en arrière du centre aponevrotique, et avait poussé le cœur à droite. L'autre tumeur, moins grosse, se trouvait sous la base du poumon droit : il était évident qu'ayant comprimé le foie, elles l'avaient forcé à descendre vers la région ombilicale : d'ailleurs, ce viscère était sain, comme les autres de l'abdomen.

Mais ce qui nous causa à tous quatre une grande surprise, ce fut de voir les deux poumons, qui avaient conservé à peu près leur forme et leur membrane propre, totalement convertis en une masse gélatineuse couleur d'ambre, ou semblable à de la gelée de pomme : il n'y avait pas une seule portion de leur tissu parenchimateux qui n'eût subi cette transformation. Nous distinguâmes encore les troncs et les principales branches des vaisseaux sanguins et aériens; mais leurs subdivisions avaient entièrement disparu. Nous n'aperçûmes que quelques capillaires injectés, rampant sur la surface antérieure des poumons. Il y avait, des deux côtés, un peu d'épanchement séreux et des adhérences entre les deux plèvres (1).

Nous nous demandâmes si l'on pouvait raisonnablement attribuer à la répercussion du virus herpétique, arrivée dix-huit mois avant la mort, les tumeurs stéatomateuses et la déviation de la gélatine sur les poumons, ou la dégénérescense de leur tissu en une matière gélatineuse. Dans tous les cas, comment cette dame, qui n'a pas eu de toux, de dyspnée, ni le plus léger rhume, ne s'est-elle jamais plaint d'aucune douleur à la poitrine? Comment a-t-elle pu respirer dans les derniers temps, lorsque les poumons semblaient avoir perdu leur force organique? Malgré une lésion aussi profonde en apparence et aussi complète, il est probable que l'organe a conservé encore, pendant long-temps, assez de vitalité (*vis vitæ*) et d'aptitude à

(1) N'ayant noté que le résultat de l'autopsie cadavérique, l'estimable et savant M. Mandel a bien voulu me communiquer les documens antérieurs à ma première visite. L'autre médecin n'existe plus.

l'accomplissement de l'acte respiratoire auquel se lient tant d'autres phénomènes et d'où dépend l'existence de l'individu.

On a des exemples de la conversion (1) des organes fibreux et parenchimateux, en matières de nature graisseuse, mucoso-gélatineuse, albumineuse, ou adipo-cireuse, osseuse, ou même pierreuse (2), et de poumons desséchés ou durcis, ressemblant au foie pour la couleur et la densité; mais nous n'en connaissons point de semblable à celui-ci.

---

(1) Voyez *Aperçu physiologique sur la transformation des organes*, par Dumas, doyen de la Faculté de médecine de Montpellier, Journal général, tom. 23 et 25. L'auteur attribue ces transformations à deux causes, 1.° à l'altération du mélange et de la composition chimique; 2.° à l'altération de la structure et de la disposition organique. Ce professeur est mort le 3 avril 1813, au sixième jour d'une fièvre rémittente pernicieuse, masquée sous la forme d'une péripneumonie bilieuse.

(2) J'ai traduit et publié une Observation recueillie à l'hôpital de Newyork, concernant un tailleur de pierres, chez qui on trouva presque toute la substance des poumons convertie en concrétions pierreuses. Cet homme avait expectoré plus de deux cents calculs pendant les huit derniers mois de sa vie. On a cité cet exemple dans le *Dictionnaire des sciences médicales*, tome 4, article *cas rares*.

Les grandes cavités offrent quelquefois, quoique rarement, des collections de gélatine au lieu de fluide séreux que l'on présumait. De tels cas échappent au diagnostic. Ils sont entièrement au-dessus de la perspicacité de l'homme de l'art. M. le D.r Odier rapporte, dans une note adaptée à l'extrait de l'intéressant mémoire du professeur Jacopi, de Pavie (*se convenga la paracentesi in caso di tempanite*), inséré dans le tome 52 de la Bibliothèque britannique, avril 1813, qu'il a vu à Lausanne, dans l'abdomen d'une dame, âgée de cinquante-deux ans, un épanchement d'environ cinquante livres, d'une gelée transparente, élastique, sans aucune sérosité. Cette femme, que l'on croyait hydropique, venait de subir la ponction pour la deuxième fois. Il n'en était sorti qu'un peu de gelée transparente.

DEUXIÈME PARTIE.

Faits confirmatifs de l'avantage des émétiques sur les saignées dans la plupart des fluxions de poitrine.

Plusieurs médecins français et étrangers préconisent encore la saignée répétée dans le traitement des fluxions de poitrine catarrhales et catarrho-bilieuses. Quelques-uns secondent cette opération par les vomitifs, et d'autres les redoutent. Enfin, un petit nombre s'abstient des deux moyens. Chacun peut produire des preuves de l'avantage de telle ou telle méthode, de tel système favori. Nous n'entreprendrons pas une profonde discussion à ce sujet. Celui qui, à l'exemple d'Hippocrate, sait unir la philosophie à la médecine, comme l'expérience à l'observation, se méfie d'une thérapeutique trop exclusive qui, dans la science, est une absurdité. Notre principal objet est de ne présenter qu'une réunion de faits, et le simple résultat de notre expérience. Selon la pensée de Zimmermann, la médecine a autant gagné par la répétition exacte des observations déjà faites, que par les découvertes mêmes. C'est le meilleur moyen, dit-il, de distinguer le faux du vrai, le vraisemblable de la vérité, et la vérité de la certitude.

Suivant Samuel-Gottlies Vogel, médecin allemand, (*Manuel récent de médecine pratique*), « la fièvre catarrhale de nature inflammatoire exige toujours la saignée, même répétée, jusqu'à ce que la poitrine soit entièrement dégagée. L'omission de ce secours a fait une infinité de victimes de cette fièvre, qui s'est alors terminée en phthisie ».

Le professeur Joseph Frank, (*acta instituti cesareæ universatis vilnensis*), dit que l'expérience journalière prouve assez que la saignée est souvent très-salutaire dans le catarrhe du poumon, et que si la phthisie pulmonaire est très-fréquente de nos jours, c'est peut-être parce qu'on néglige trop ce moyen. Cependant, il en excepte les cas où le catarrhe pulmonaire est épidémique avec un vrai caractère d'asthénie.

Parmi les médecins de Paris, qui dans ces derniers temps ont conservé une grande prédilection pour la phlébotomie, M. Bosquillon est le plus remarquable :

ce médecin la faisait entrer dans presque tous ses traitemens. Il recommandait de la réitérer abondamment, et la considérait comme la condition *sine qua non*, pour combattre les fluxions du poumon. En s'appuyant de l'autorité de quelques anciens, notamment d'Aretée qui prescrivait, dans la péripneumonie, de saigner des deux bras à la fois, jusqu'à défaillance, sans s'embarrasser du degré de faiblesse générale, il est indubitable qu'il entend parler de la maladie essentielle ou idiopathique; mais ce n'est pas de celle-ci dont il s'agit.

MM. Brassier et Rampont (1) font l'éloge des saignées dans les péripneumonies bilieuses qu'ils ont traitées parmi les soldats de la garnison de Neuf-Brisach, dans l'hiver de 1792 à 1793. La fièvre, le point de côté étaient intenses; l'hémoptysie était un symptôme essentiel. Les nausées, les vomissemens, la jaunisse, existaient dès les premiers jours de la maladie. Les malades que l'on ne saignait pas, périssaient le troisième ou le quatrième jour, ou à la longue, par suite d'une affection chronique de la

---

(1) Traduction du Manuel de médecine pratique de Hecker. On trouve un extrait de cet ouvrage dans le Recueil périodique, ou Journal général de médecine, tome 33, page 92.

poitrine. L'ouverture des cadavres montrait le poumon carnifié, ou la plèvre couverte de fausses membranes et un épanchement séreux, verdâtre, dans la cavité thorachique. Les saignées du bras ont été réitérées jusqu'à quatre ou cinq fois. On donnait aussi les émétiques.

M. Py (1), médecin à Narbonne, a fait saigner avec succès, sans donner de vomitifs, même dans quelques complications de putridité. M. André de Laudun (2), à Lyon, confirmant l'opinion de nos

---

(1) Annales cliniques de Montpellier, tome 23, page 301.

(2) *Ibid.*, tome 24, pages 23 et suivantes. Malgré le préjugé qui existe à Lyon, contre les vomitifs dans ces maladies, le D.r de Laudun et ses collègues de l'Hôtel-Dieu, les prescrivent lorsqu'ils les croient indiqués. Ce médecin, observateur très-recommandable, m'a transmis une note des fluxions de poitrine qu'il a traitées, pour sa part, dans cet hôpital, pendant sept années, depuis 1806 jusqu'en 1812 inclusivement, par laquelle je vois que sur deux cent seize malades, quarante-six ont péri.

On lit aussi, l. c. tome 33, dans le Résumé des maladies qu'il a observées pendant le quatrième trimestre de 1812, que sur sept malades, quatre sont morts; que pendant le premier trimestre de 1813, sur cinquante pleurétiques ou péripneumoniques, neuf ont succombé; que sur soixante-dix-huit catarrhes pulmonaires, pendant ces six mois, il n'y a eu que neuf morts;

prédécesseurs, dit que dans les fièvres catarrhales inflammatoires, la saignée est le remède le plus puissant chez les sujets forts et vigoureux. Il en a vu guérir trois où il y avait délire phrénétique, (*phrenitis a peripneumonia, lethalis*, Hipp. confirmé par Boerhaave). Un seul fut saigné; aucun ne prit de vomitif.

A ces exemples, que l'on peut multiplier, bien qu'ils ne soient pas aujourd'hui les plus nombreux, mais où l'évènement heureux a prouvé le bon jugement des médecins qui ont satisfait à des indications, opposons beaucoup d'autres faits positifs. Parmi plusieurs médecins de nos armées qui ont traité des milliers de fluxions de poitrine avec des succès rares, par les émétiques, nous mettrons en première ligne le

---

mais que sur trente-un malades atteints d'hydropisie de poitrine, suite des catarrhes pulmonaires négligés, il y a eu dix-sept victimes de cette cruelle maladie. M. de Laudun m'a fait remarquer que plusieurs malades n'arrivent dans les salles que le sixième ou le septième jour, lorsqu'ils sont moribonds.

Le service journalier, pour la partie médicale, est distribué au grand Hôtel-Dieu de Lyon, entre six médecins civils, dont l'exercice est de dix années, autant de suppléans, et un médecin militaire. Les fonctions du chirurgien-major, et celles du premier chirurgien de l'hôpital de la Charité, cessent tous les six ans. Ces places s'obtiennent au concours.

D.r Gorcy (1). Ce médecin en chef traita, du 7 mai au 18 juin 1792, à l'ambulance de Givet, près de quatre cents péripneumoniques, et n'en perdit qu'un. La maladie était épidémique et de nature catarrhale dans l'armée de la Meuse. Les principaux remèdes internes employés furent l'émétique, les laxatifs et le laudanum. Les malades guérirent d'autant plus promptement que l'émétique leur avait fait évacuer plus de glaires bilieuses, et que les sueurs suivirent plus copieusement, et pendant plus long-temps. « La sueur, dit M. Gorcy, était le plus souvent la véritable crise de cette épidémie; quelquefois elle n'était que la crise préparatoire, et qui précédait toutes les autres. Tous ceux qui ont eu de bonne heure des sueurs copieuses et générales, ont été promptement guéris ». Plus loin, il ajoute qu'il a été fort avare de sang. A moins qu'une douleur pongitive extrêment vive, un pouls très-plein et très-accéléré, des crachats de sang, et la face rouge ne l'aient indiqué, il n'a pas fait pratiquer la saignée.

Depuis cette époque, jusqu'à présent, ce savant

(1) Mémoire extrait du Journal d'observations faites pendant l'année 1792, dans les armées françaises du Nord, du centre et des Ardennes. Metz, chez Collignon.

praticien a obtenu, par la même méthode, des succès innombrables, tant à l'hôpital militaire de Metz, qu'aux diverses armées dans le Nord, en Italie et en Espagne. Il m'assure qu'après vingt ans de pratique de plus, dans beaucoup de climats bien différens les uns des autres, qu'il a acquis la conviction que la saignée, faite à plusieurs reprises, comme principal moyen curatif de la péripneumonie, est plus nuisible qu'utile; qu'il a constamment observé que les médecins saigneurs avaient plus de phthisiques que les autres; qu'en général, on a très-peu saigné dans les salles des maladies internes des hôpitaux militaires; qu'au contraire, les vomitifs ont été d'un usage fréquent, et d'un grande efficacité, sur-tout dans le commencement de la maladie; que quoique l'effet en soit moins marqué lorsque la fluxion est fixée sur l'organe pulmonaire, ils sont encore utiles, en excitant les fluides vers la surface du corps, et en provoquant la sueur; enfin, que c'est dans la même intention qu'il administre, sans crainte, les opiatiques que tant de praticiens redoutent, et que lui et beaucoup d'autres employaient avec succès long-temps avant que Brown eût fait tant de bruit.

Le D.r P. C. Martin vit régner à Sarreguemines, en 1789, une épidémie de fluxions de poitrine, semblable à celle de Nancy, où il exerce maintenant la médecine. Plusieurs militaires y succombèrent par l'abus de la saignée et l'omission du vomitif. Par ses utiles conseils on évita l'un et l'autre excès : on fit vomir, et presque tous les malades furent sauvés. Lui et son frère aîné ont observé la même conduite à l'hôpital militaire de Strasbourg et à Nancy: c'est celle que les autres praticiens de cette ville ont adoptée.

Le D.r J. René Hippeau, médecin à Chizé, département des Deux-Sèvres, qui était l'un de nos aides les plus intelligens et les plus laborieux dans les hôpitaux de Nancy, en 1789 et 1790, a toujours eu à s'applaudir d'avoir suivi une semblable marche. Il dit, dans son *Essai sur la péripneumonie catarrhale*, soutenu à la Faculté de Paris, en 1803, que depuis douze ans qu'il exerce en son particulier, soit dans le militaire, soit dans le civil, il s'est bien trouvé d'avoir mis en usage le traitement heureux qu'il nous a vu employer presque sans saignée.

Depuis plus de treize années que la Société médicale de Tours publie le résultat de ses observations, on voit que la constitution catarrhale n'a presque pas cessé de régner dans le département d'Indre-et-Loire, et qu'il ne s'est pas écoulé un trimestre sans qu'on n'y ait eu des péripneumonies à traiter; que généralement la saignée a eu beaucoup de mauvaises suites; que même dans les cas qui semblaient l'exiger, elle n'a pu être permise qu'avec une grande circonspection; que les émétiques ou émético-cathartiques ont presque toujours procuré des succès lorsqu'ils étaient donnés dès l'invasion, et même répétés avant le quatrième jour, et que tout espoir de salut était perdu lorsque le malade n'avait pas pu vomir avant cette époque; enfin, que les vomitifs sont devenus les remèdes héroïques des péripneumonies catarrhales et bilieuses, entre les mains des membres de la Société de Tours (1).

---

(1) Le savant D.r Bouriat, qui a été long-temps secrétaire-général de cette Société, et qui rédigeait le *Précis de la constitution médicale observée dans le département d'Indre-et-Loire*, a constamment étayé sa doctrine des meilleures sentences d'Hippocrate. Profondément versé dans les dogmes de cet oracle, on dirait qu'il n'a pas avancé une proposition, ni fait un pas, sans être éclairé de son flambeau. Heureuses les sociétés qui, comme celles de Paris, de Tours, de Bordeaux, de Montpellier, de Toulouse, de Marseille, de Lyon, de Caen, d'Évreux, etc., ont pour interprètes des hommes qui les représentent avec autant de dignité que de succès! Plus heureuses encore les cités de posséder dans leur sein de semblables réunions d'hommes choisis, non encore assez appréciés, et imperturbablement dévoués à la santé publique!

On lit, page 40, des observations faites dans le printemps de l'année 1812 (publiées par M. Varin, secrétaire de la même Société), que dans beaucoup de cas où les évacuations sanguines ont paru indiquées, on s'est contenté d'appliquer quelques sangsues sur le lieu auquel répondait la douleur; que néanmoins l'usage de la saignée générale n'a pas toujours été restreint aux cas fort rares d'inflammation pure; que lorsqu'avec des signes de péripneumonie assez intense, on observait ceux d'une fièvre muqueuse ou gastrique, on n'hésitait pas à faire ouvrir la veine pour donner, quelques heures après, le tartrite antimonié de potasse; que l'on n'a été que bien rarement dans la nécessité de réitérer les évacuations sanguines, et que toujours les vomitifs ont paru utiles, et par les secousses qu'ils impriment à tous les viscères, et par l'action révulsive qu'ils exercent sur le système digestif.

On a tenu la même conduite dans les catarrhes épidémiques ou péripneumonies catarrhales qui ont régné en 1813, à Tours, dans plusieurs lieux du département, et principalement sur la rive droite du Loir. Dans plusieurs cas d'épanchement thorachique et d'infiltration générale, les vomitifs n'ont jamais paru nuisibles : on a observé que les secousses déterminées par eux, concouraient heureusement à réveiller l'action des absorbans. C'est dans le nombre des malades qui ont été saignés, dit le D.r Varin, qu'on a remarqué une proportion de morts plus grande, et que c'est le plus souvent sur leurs cadavres qu'on a vu les traces d'une funeste inflammation de la plèvre ou des poumons.

Cela me rappelle que dans mes études, les médecins des hôpitaux, pour qui les élèves faisaient des ouvertures cadavériques, observant des traces de phlogose et d'inflammation, quoique les malades eussent été saignés quatre ou cinq fois, et regrettant leur parcimonie dans cette évacuation qu'ils jugeaient insuffisante, ordonnaient de la réitérer encore plus fréquemment. Qu'arrivait-il? non-seulement la mortalité des péripneumoniques ne diminuait pas, mais nous trouvions une bien plus grande quantité de capillaires injectés, des surfaces plus étendues enflammées, ou des foyers de suppuration, ou des épanchemens; en un mot, tous les effets de la fluxion fixée sur l'organe pulmonaire.

L'administration des vomitifs dans les péripneumonies n'est pas nouvelle; elle était familière à Baillou dans l'espèce bilieuse. Entre autres modernes, qui ont contribué à accréditer cette méthode, on peut citer Chesneau, médecin à Marseille, mort en 1718, et qui a publié des observations vers la fin du dix-huitième siècle; Marchaud, de S.t-Jean-d'Angeli, et Deplaigne, de Valenciennes, dont les mémoires sont insérés dans le Journal de médecine de Vandermonde, tome 7, année 1757, etc. Ces derniers regardent les fréquentes saignées comme dangereuses dans les péripneumonies, et disent que l'émétique, au contraire, y fait des prodiges. Hors l'espèce légitime, Huxham faisait vomir avec le vin bénit, ou l'infusion de verre d'antimoine dans du vin dont il proclame l'utilité; quelquefois l'oximel scillitique en une dose convenable. Ces remèdes ont le double avantage de faciliter l'expectoration. On emploie aujourd'hui, avec plus de certitude, le tartrite de potasse antimonié.

Balme, du Puy-en-Velay, a publié dans l'ancien Journal de médecine, tome 31, un bon mémoire sur l'utilité des vomitifs dans les maladies aiguës, et dans lequel il bat en ruines les assertions de Dehaën contre l'usage de ces remèdes: nous le recommandons à la lecture de ceux qui n'en auraient pas connaissance.

Bordeu, désirant connaître si l'usage où l'on était de saigner plusieurs fois dans les fluxions de poitrine, ne provenait point d'une routine systématique, et si l'on n'était pas trop timide pour faire vomir, consulta

Dezoteux, qui arrivait de la guerre d'Allemagne, en 1764. Celui-ci, employé dans les hôpitaux de l'armée, lui assura qu'on saignait très-peu pour ces maladies; qu'il n'hésitait point d'administrer des vomitifs, et que les malades étaient toujours plutôt rétablis. Stoll a confirmé et célébré les avantages de cette pratique.

On trouve dans la collection de Baldinger, tome 1, page 337, un extrait du journal des savans, 1.er octobre 1764, où il est dit, à l'occasion des bons effets des vésicatoires dans les péripneumonies, que, quoique certains malades, de leur propre mouvement, se soient fait saigner contre le gré du médecin, il n'en ont retiré aucun fruit.

A mon retour d'Amérique, après neuf années d'absence, j'en ai passé sept en deux fois à Nancy, où je fais ma résidence, et sept autres à Marseille, où j'étais allé pour le rétablissement de ma santé. Pendant ces quatorze années, j'ai encore eu l'occasion de traiter un assez grand nombre de fluxions de poitrine. C'est une singularité très-remarquable, que je n'aie pas rencontré, dans ces deux villes, un seul cas où la maladie ait été essentielle ou pure, ni un seul, qui ait impérieusement exigé la saignée générale. Tous mes malades, à l'exception d'un seul, ont pris des vomitifs. Il est de notoriété qu'aucun n'a succombé

J'ai répété cette assertion, dans le sein même de la Société de médecine de Marseille, quand je pris congé de cette compagnie, en 1811, pour revenir à Nancy, après avoir passé quelques mois à Lyon (1).

Ce n'est certainement point par systême, ni d'après aucun préjugé (car j'ai un peu appris à m'en affranchir) que, dans ce laps de temps, je me suis abstenu de faire saigner; mais c'est parce que, d'après l'examen attentif des sujets, l'analyse et l'ensemble des symptômes, je n'ai pas trouvé de raisons assez décisives, ni d'indications assez tranchantes pour établir une

(1) Pendant qu'on imprime ceci, je suis appelé, mais trop tard, pour M. de V***, chevalier de Saint-Louis, âgé de soixante-six ans, d'une constitution maigre et débile, atteint d'une pneumonie catarrhale depuis six à sept jours, pour laquelle il n'avait pris que des boissons. Je trouve la respiration très-gênée avec ralement, le pouls faible et fréquent, la langue limoneuse, les crachats brunâtres et sanieux, quelques-uns purulens. Je présage une terminaison fâcheuse. Après avoir prescrit les principaux remèdes indiqués par le temps et les circonstances de la maladie, je demande un conseil. Le malade meurt trois jours après ma première visite. C'est le cas d'appliquer l'adage d'Ovide, imité d'Hippocrate, et l'occasion en est fréquente :

Principiis obsta, sero medicina paratur,
Cum mala per longas invaluere moras.

préférence dans la saignée évacuative, ou pour l'adjoindre au vomitif. En d'autres circonstances, ainsi qu'on le voit dans la première et dans la troisième partie de ce mémoire, j'ai quelquefois employé conjointement ces deux moyens.

Dernièrement, je n'ai fait usage ni de l'un ni de l'autre chez un gentilhomme âgé, ayant beaucoup d'embonpoint, dont la péripneumonie était accompagnée d'une expuition sanguine considérable, avec prostration des forces, délire obscur, etc. Dans cette maladie masquée, en satisfaisant à d'autres indications pressantes, la terminaison a été heureuse. Médecin éclectique, je suis loin de juger le savoir faire et la pratique des autres, par les cas que j'ai rencontrés moi-même. Je ne fais ici qu'une exposition succincte et générale de ce qui s'est offert à mon observation.

Lorsqu'à la fin de l'année 1805, et au commencement de 1806, le catarrhe épidémique a atteint plus de la moitié de la population de Marseille, il y a eu des personnes chez qui cette affection a produit la pneumonie. La Société de médecine, qui s'occupe avec zèle et persévérance de toutes les maladies régnantes, et qui n'a cessé de rendre à cette bonne ville d'importans services, a fait à ce sujet un appel à tous ses membres (1). Il est résulté des divers documens que plusieurs d'entre nous y ont apportés, que des embarras bilieux dans les premières voies, des péripneumonies,

(1) Le D.r Seux, ferme et utile colonne de cette laborieuse Société, de laquelle j'ai reçu tant de marques de confiance et d'attachement, rédigea un rapport sur l'épidémie régnante, qu'il lut à la séance du 1.er février 1806, et qui fut publié et distribué dans le département.

Je fus aussi atteint de cette *grippe* ou *influenza*, mais sans complication. Je n'en ai jamais été exempt par-tout où je me suis trouvé, lorsqu'elle y régnait. Je l'avais eue, en dernier lieu, à Nancy, dans le mois de février 1803. Celle de Marseille était au moins la sixième récidive. J'en fus plus long-temps incommodé que des précédentes, parce qu'étant très-occupé, je sortais tous les jours, malgré la fièvre, le mal de tête, la toux, la courbature. J'obtins ma guérison en gardant le lit pendant deux jours, et en excitant la transpiration par un peu de poudre de James.

Les épidémies catarrhales sont d'une telle fréquence, qu'il n'est presque pas aujourd'hui de médecin qui n'en connaisse l'histoire. Depuis celle de 1510, bien décrite par Mézerai, et qui passe, *sans preuves irréfragables*, pour être la première époque, plusieurs plumes savantes se sont exercées, soit par des tableaux historiques et généraux, soit par divers rapprochemens et comparaisons, ou par des relations particulières. On peut s'en convaincre en lisant les écrits de nos compatriotes Saillant, Brunet, Bouriat, Cabanis et les journaux de médecine. Parmi les Anglais, consultez le Dictionnaire de médecine de James, au mot *catarrhe ;* celui de Motherby, au mot *influenza ;* les 2.e et 3.e vol. des *London*

des aphtes dans la gorge, des ophtalmies, ou des otalgies ont compliqué ce catarrhe, mais que très-peu de malades en sont morts. Quelques médecins jugèrent convenable de faire une saignée.

---

medical memoirs and transactions, les *medical commentaries*, et le Mémoire de John Herdmann, 1803. En Allemagne, Dehahn, Juch, Van-Swieten, Strack, Reil, etc. en ont donné des descriptions.

La question proposée par l'Académie des sciences de Dijon, en 1802, concernant les fièvres catarrhales, a donné lieu à d'intéressantes recherches. Deux savantes productions, l'une par le D.r Gaillard, qui a été couronnée, l'autre par le D.r Lafont-Gouzi, de Toulouse, en ont été le résultat.

On sait qu'à différentes époques, cette singulière affection, qui a aussi son mode particulier de frapper des animaux, a successivement parcouru le globe. Tantôt elle a passé d'Asie en Europe, par la Chine, la Tartarie et la Russie, et de-là dans les contrées méridionales; tantôt on l'a vue sur notre continent, en même temps qu'elle existait sur celui d'Afrique, et dans des vaisseaux, à de grandes distances de la terre; d'autres fois elle a passé avec vîtesse d'Europe en Amérique; enfin elle s'est manifestée en mer, spontanément et isolément, parmi des équipages, lorsqu'elle ne régnait point dans les lieux d'où les vaisseaux étaient partis, ou sans qu'ils eussent de communication avec la terre. Ces deux modes d'infection ont fait croire à quelques-uns que la maladie est contagieuse, à d'autres, qu'elle ne l'est pas; que la cause générale et matérielle tient à certains miasmes délétères, à des

Après avoir fait vomir ceux que j'ai traités de complications péripneumoniques, j'ai obtenu la solution en provoquant doucement la diaphorèse et l'expectoration, et en soutenant les forces. M. G..., négociant,

---

effluves transportés par l'air et provenant des commotions ou des grands évènemens météorologiques de notre planète.

Lorsque j'arrivai en Angleterre, dans le mois d'avril 1803, l'influenza, qui venait de cesser à Paris et dans toute la France, existait encore dans quelques quartiers de Londres : j'y vis, même dans le mois de juin, des dames qui entraient seulement en convalescence. Dans les mois de janvier et de février, l'épidémie s'était compliquée chez plusieurs sujets, d'une péripneumonie souvent funeste. La grippe épargna ceux qui furent atteints d'ophtalmie. Quelques médecins, particulièrement le D.r Beddoes, avec qui je conversai à Clifton, près de Bristol, me dirent qu'ils croyaient à la contagion de ce catarrhe.

La Société médicale de Londres, qui, à cette époque, m'a fait l'honneur de m'admettre au nombre de ses associés étrangers, désirant obtenir tous les éclaircissemens possibles sur cette matière, a publié, dans le mois de mai de la même année, un programme par lequel elle propose trente-deux questions à résoudre. Elle demande l'histoire naturelle et médicale complète de l'*influenza*, et que l'on s'assure si cette épidémie est ou n'est pas contagieuse.

Les Américains septentrionaux ne sont pas restés étrangers à ces investigations : quelques-uns les avaient déjà commencées, entr'autres le D.r Robert Johnson, de Philadelphie, en 1793, et

eut, pendant le catarrhe, plusieurs ulcères dans l'arrière-bouche, une expectoration considérable de matières muqueuses, des vomissemens, de la faiblesse, de l'anorexie, et conserva long-temps de la fièvre avec des sueurs nocturnes. Quelques personnes le crurent atteint de la phthisie qui, en ce pays, fait des

---

le D.r P. Irving, de New-York, en 1794, ainsi qu'il appert par leurs dissertations sur l'*influenza*.

L'épidémie catarrhale qui a régné, en 1807, d'une manière extraordinaire dans tous les États-Unis, a donné lieu à plusieurs mémoires ou rapports plus ou moins curieux, qui sont insérés dans le *Medical Repository of New-York* et dans le *Philadelphia Medical Museum*. Je me dispenserai de répéter ici les divers documens que j'ai reçus dans le temps, concernant cette épidémie, et dont l'extrait se trouve consigné dans ma deuxième notice sur les progrès des sciences physiques et naturelles dans les États-Unis, publiée en 1809. Il suffit de dire que depuis le Canada, où elle avait commencé, on a pu en suivre la propagation dans ces vastes contrées; que les personnes âgées et les enfans en furent plus généralement exempts; que, selon le D.r Otto, il n'y eut que le septième de la population de Philadelphie qui n'en fut point atteint; que ses effets ont encore été plus sérieux à Augusta en Géorgie, où elle a été cause que les opérations de la législature de cet État furent suspendues, et que deux sénateurs ont succombé; enfin, qu'on a observé des complications de péripneumonies et de croup, et que l'opinion générale des médecins est pour la non contagion.

progrès très-rapides. Je lui donnai des soins pendant trois mois, après lesquels il se trouva guéri. Mais pour consolider la cure, je lui conseillai de voyager. Il est revenu à Marseille, bien portant, où il a continué à jouir d'une bonne santé.

Là, comme à Montpellier, quelques individus atteints de la *grippe*, et chez qui cette maladie incomplètement jugée, avait laissé les poumons dans un état d'asthénie, passèrent à la phthisie confirmée.

En 1808 et 1809, plusieurs vieillards de la même ville furent attaqués de fluxions de poitrine : quelques-uns y succombèrent. Dans le mois d'octobre 1809, M.me Cathalan, âgée de quatre-vingt-neuf ans, mère de l'agent commercial des États-Unis, essuya cette maladie, et se trouva à toute extrémité. J'employai des vomitifs, des vésicatoires, des sinapismes, des parégoriques, des potions où entrait l'oximel scillitique. La maladie s'est heureusement terminée vers le quatorzième jour. Trois mois après, cette dame a péri d'une gangrène à la vulve et au fondement, accompagnée de cours de ventre.

Dans le même temps, le D.r Trucy, médecin des plus employé à Marseille, a traité de la même maladie, une dame âgée de quatre-vingt-quatre ans, qui a pareillement guéri, sans avoir été saignée, malgré les symptômes d'inflammation.

On doit dire à la louange des médecins de cette antique et si intéressante cité, qu'ils sont maintenant beaucoup plus heureux que leurs prédécesseurs dans le traitement des fluxions de poitrine, qui y sont très-fréquentes. Ayant su s'affranchir de la routine, et adopter une thérapeutique rationnelle, plus conforme aux vraies indications et aux circonstances de la maladie, ils sont devenus circonspects sur l'usage de la saignée, dont ont abusait excessivement il y a vingt-cinq ans.

Raymond (1) a dressé un tableau des maladies les

---

(1) *Topographie médicale de Marseille*, Mémoires de la Société royale de médecine, année 1777 et 1778. Ce travail curieux, qui a été reçu dans le temps avec tout l'intérêt qu'il devait inspirer, laisse encore beaucoup de lacunes à remplir. Il serait à désirer qu'on refît une autre topographie de Marseille et de son arrondissement, où chaque objet serait traité selon les connaissances actuelles et d'après les changemens survenus dans ce chef-lieu des Bouches-du-Rhône.

Il peut être nécessaire de faire observer ici que plusieurs médecins confondent souvent, dans leurs citations, François Raymond, auteur de cette topographie, avec Dominique Raymond, auteur du livre intitulé : *Traité des maladies qu'il est dangereux de guérir*, ou qu'ils croient que ces deux ouvrages

plus communes, observées à Marseille, depuis l'année 1751, jusques et compris l'année 1778, par lequel on voit que sur trois cent sept pleurésies, énumérées dans quatre colonnes répondant aux saisons, quatre-vingt-dix-huit ont été funestes; et sur deux cent trente-deux péripneumonies, cent quarante ont eu la même terminaison. Ainsi, on n'a pas sauvé la moitié des péripneumoniques : on trouve même qu'en automne (saison la plus agréable et la plus salubre), sur vingt-six on en a perdu dix-neuf (1).

---

sortent de la même plume. Le premier était d'Auriol, à six lieues de Marseille, et est mort en 1788; l'autre était de Cavaillon, département de Vaucluse, et est mort en 1754. Celui-ci était à Marseille pendant la peste sur laquelle il a écrit un recueil d'observations. Ces deux médecins n'étaient point parens.

François Raymond est encore auteur de plusieurs mémoires académiques et d'un opuscule intéressant, dont l'édition est depuis long-temps épuisée, ayant pour titre : *Histoire de l'éléphantiasis, de l'origine du scorbut, du feu de Saint-Antoine, de la vérole*, etc., Lausanne, 1767. M. Casimir Rostan, professeur de botanique et secrétaire de l'Académie de Marseille, a lu, en 1808, dans la séance publique de la Société de médecine, des notices sur les deux Raymond, que l'on regrette de ne pas voir publiées.

(1) En général, dit F. Raymond, de vingt-trois adultes, dix meurent des maladies de poitrine. Les phthisies sont les maladies

Chaque année, sur-tout vers la fin de l'hiver et au printemps, on voit régner des péripneumonies à Marseille et dans toute l'ancienne Provence. Les vicissitudes atmosphériques occasionnées par le vent nord-ouest, appelé *mistral* ou *mistraou* (1), qui se fait

---

les plus communes, après les maladies aiguës. Selon le tableau cité, sur six cent dix-huit phthisies pulmonaires, quatre cent quarante-six ont été funestes. Il a estimé que de neuf adultes, deux en périssent. Cette maladie attaque rarement les gens de mer. A la mort du médecin marseillais, on a trouvé dans ses notes, que les phthisies formaient un neuvième de la population des couvens, et, en ville, un vingtième des malades; et que la navigation en a guéri un grand nombre.

Le docteur Fodéré, qui a exercé la médecine parmi des marins et des pêcheurs, accoutumés dès leur bas âge à nager et à ramer, dit qu'il en a vu infiniment peu attaqués de la phthisie pulmonaire, si commune dans les autres professions.

(1) François Raymond (l. c.), a peint avec vérité les effets de ce vent. « Sa faculté dessicative est au plus haut degré : il dessèche plus, même dans l'hiver, dans un jour, que le soleil le plus ardent dans plusieurs journées, faisant parcourir à l'hygromètre toute sa latitude de l'humide au sec dans l'espace de moins de douze heures...... Les pluies ne durent communément point, parce que le vent du nord-ouest se lève bientôt; et même, lorsque le ciel semble disposé à favoriser les terres avides d'eau, ce vent vient trop souvent dissiper, avec les nuages, les espérances du

sentir à l'improviste, dessèche, répand la froidure, et souffle quelquefois avec impétuosité, en sont les causes les plus ordinaires. En général, soit que l'on considère la maladie sur le littoral, soit dans l'intérieur, les saignées n'y réussissent pas mieux que dans les départemens septentrionaux.

M. Fodéré, professeur à la Faculté de Strasbourg, qui a pratiqué, pendant cinq années, aux Martigues, ville maritime, à six lieues de Marseille, m'a assuré que la phlébotomie répétée y était ordinairement

---

cultivateur ». (La quantité moyenne de pluie est de vingt pouces par année).

Si la beauté du ciel et la douce température de l'hiver, à Marseille, sont si favorables à plusieurs individus dont la santé a été altérée, ces avantages n'influent pas sur quelques autres d'une manière aussi heureuse. Certaines personnes nées dans des climats plus froids et plus humides, dont le système nerveux est très-sensible, et la constitution facilement *impressionable*, ne peuvent s'accommoder des effets trop dessicatifs de ce vent. Mon épouse en est un exemple : arrivée à Marseille, avec de l'embonpoint et une très-bonne santé, le vent mistral lui a causé une toux nerveuse inquiétante, a tout-à-fait troublé ses digestions, et l'a fait maigrir excessivement. Trois fois elle a quitté ce pays, et toujours avec succès. A peine arrivée à Lyon, la toux, les insomnies ont cessé, les fonctions se sont rétablies, et elle y a, comme à Nancy, complètement recouvré la santé.

mortelle dans la pneumonie catarrhale, et que les malades guérissaient plutôt et plus sûrement par les vomitifs. Il y a été témoin de plusieurs cas où la maladie fort aiguë, causée par l'introduction de boissons très-froides, après que le corps a été échauffé, a eu une issue malheureuse, malgré la saignée répétée. L'un des malades fut saigné jusqu'à sept fois, et mourut le huitième jour. Un autre, après plusieurs saignées et des vésicatoires, succomba le septième. Aucun ne prit de vomitif. (*Séance publique de la Société de médecine de Marseille*, 26 *novembre* 1809).

D'après un mémoire de M. Poilroux, à Castellane, (*Annales de médecine* de Montpellier, tome 18), et une lettre que ce médecin m'a adressée à Marseille, il conste qu'une épidémie de péripneumonies a régné, depuis le mois de janvier jusqu'au mois de juin 1808, dans quelques communes de l'arrondissement de Castellane, et dans le département du Var; que la maladie a emporté toutes les personnes qui avaient plus de soixante ans; que nombre d'enfans sont morts du troisième au septième jour; que le vésicatoire appliqué à toutes les époques, n'a pas été salutaire, et que le quinquina est resté sans effet; que la saignée pratiquée sur quelques sujets robustes n'a jamais procuré de soulagement sensible, et que cette maladie pernicieuse était bilioso-putride.

De telles épidémies se sont assez souvent manifestées en Provence. Celle qui régna à Toulon en 1757, et qui reçut, par Sauvages, la dénomination d'*amphimerina peripneumonica*, a été décrite par La Berthonie, dans l'ancien Journal de médecine, tome 7, page 295. Ce médecin, qui avait d'abord perdu ses malades, en les faisant saigner sept à huit fois, s'avisa de les faire vomir, et les sauva tous. Le D.r Joyeuse, alors médecin des hôpitaux des galères, et aujourd'hui doyen des médecins de Marseille, suivit aussi la même méthode qui lui réussit également. On se réconcilia donc, dit l'auteur, avec les vomitifs contre lesquels ont s'était prévenu, et la saignée fréquente tomba dans le discrédit. Aucune femme ne fut atteinte de la maladie.

Les écrits de Gallus, de Fracastor, de Sennert, de Wierus, etc., attestent que des épidémies firent de si grands ravages en Europe, dans les quatorzième et seizième siècles, qu'on leur donna l'épithète de pestilentielles. On en trouve le résumé dans le 6.e volume du savant *Traité de médecine légale et d'hygiène publique* du D.r Fodéré, ouvrage nécessaire aux gens de l'art, et aux magistrats. On a observé que quelques-unes de ces péripneumonies épidémiques, et plusieurs de celles qui ont régné dans les siècles suivans, étaient incompatibles avec la saignée : à une époque plus rapprochée, Huxham, quoique très-partisan de cette évacuation, a remarqué qu'elle était nuisible dans les épidémies de 1745 et 1746.

Ayant fait, en 1810, un voyage dans les départemens du Var et des Alpes-Maritimes, j'appris de plusieurs médecins, notamment de quelques villes du Var, que les fluxions de poitrine y guérissent plus facilement par les émétiques que par les saignées. Au Luc, par exemple, dont la population n'est que de quatre mille cinq cents habitans, le D.r Rostagny m'assura qu'il devait aux vomitifs ses nombreux succès dans le traitement de ces affections ; qu'il n'employait point la saignée, et que cette méthode lui avait également réussi l'hiver précédent sur un nonagénaire. M. le professeur Hernandez, médecin en chef de la marine à Toulon, où j'ai eu l'avantage de le voir plusieurs fois, est très-heureux dans sa pratique, sans employer de saignée ni de vomitif. Il m'a écrit, en date du 9 juillet 1814, que depuis sept ans, il a perdu à peu près trois malades sur cent atteints de pneumonie, et qu'il n'a compté que très-peu de maladies consécutives. Ce résultat, aussi satisfaisant que remarquable, peut donner lieu à plusieurs réflexions.

L'efficacité des vomitifs dans les péripneumonies s'observe pareillement sur la rive droite des Bouches-du-Rhône, et à Montpellier, dont le climat est peu différent de celui de Marseille. A mon retour en France, ayant séjourné quelque temps à Montpellier, le professeur Fouquet, qu'on a surnommé l'Hippocrate du Midi, et avec lequel j'eus plusieurs conversations, me dit qu'il croyait que, depuis le tremblement de terre de Lisbonne, la constitution catarrhale dominait avec plus d'intensité qu'auparavant dans toute l'ancienne province du Languedoc; qu'il faisait rarement saigner, et que l'émétique était l'arme principale dont il se servait pour combattre les péripneumonies. Il confirme cette pratique dans le mémoire cité plus haut, où il dit, que l'on ne voit le plus souvent que de fausses fluxions de poitrine. « Ce n'est pas cependant, ajoute-t-il, qu'on n'en observe dans lesquelles le bilieux domine assez pour se rapprocher du génie phlogistique; mais en général ces inflammations ne sont guères que lymphatiques ou susceptibles d'une espèce de résolution ou de coction particulière différente de la purulente inflammatoire; elles admettent rarement la saignée, ou ne permettent d'en user qu'avec beaucoup de modération.... On a trouvé dans les cadavres de ceux qu'on avait trop saignés, les poumons, ou détruits et comme fondus en partie, ou abreuvés d'une matière presqu'entièrement séreuse, avec quelques traces de phlogose.... » La même méthode, suivie par le D.r Roucher, (*Traité de médecine clinique*, tome 1, page 190), s'est soutenue dans cette ville, ainsi que je l'ai appris, lors d'un second voyage que j'y ait fait en 1809.

Cependant, comme assez souvent l'on tombe d'un excès dans l'autre, il est arrivé que des praticiens ne saignaient plus, ou presque plus. Peut-être aussi se sont-ils trouvés dans des circonstances semblables à celles que, pendant quatorze ans, j'ai rencontrées moi-même. Mon ami, le professeur Victor Briçonnet, maintenant doyen de la Faculté de cette nouvelle Cos (1), et médecin de l'hôpital, me mande que quoique les vraies péripneumonies bien inflammatoires

---

(1) *Olim cous, nunc Monspeliensis Hippocrates.* Telle est l'inscription qu'on lit aujourd'hui au-dessus du buste antique du divin vieillard placé dans la salle des actes de la faculté, à qui le Gouvernement l'a envoyé. Ce buste en bronze avait été trouvé à Rome. Les professeurs en célébrèrent l'inauguration le 28 juin 1801, et Barthez prononça un discours sur le génie d'Hippocrate.

soient rares à Montpellier, il en rencontre quelquefois qui exigent la saignée; que dans beaucoup de péripneumonies bilieuses, où l'on ne se servait que de l'émétique seul, il associe ce remède à l'autre, et que ces deux évacuans, agissant simultanément, augmentent réciproquement leurs bons effets, et détruisent le danger; qu'il a vu suivre l'administration d'un seul de ces moyens. Deux anciens praticiens, les docteurs Baumes et Chrestien, usent plus librement de la saignée, mais cependant avec des modifications qui dérivent de la précision du coup-d'œil fortifié par une longue expérience.

Il est constant que la diathèse muqueuse domine au moins autant dans ce climat, que dans nos contrées nord-est, principalement chez les vieillards et les jeunes sujets. Le D.r B. Arnal nous apprend, dans ses épidémies et éphémérides des années 1806, 1807 et 1808, que des fluxions de poitrine pituiteuses régnèrent à Montpellier, presque tous les mois, et que les préparations antimoniales y furent généralement utiles; mais que dans le mois de janvier 1808, ces affections furent promptement mortelles chez les vieillards naturellement pituiteux, et que la même chose est arrivée aux enfans. Ce médecin trouva chez un enfant de trois mois, mort en quarante-huit heures, un énorme dépôt de sérosité purulente, remplissant la cavité thorachique droite, ayant pour ainsi dire annihilé le lobe correspondant du poumon.

Au rapport du D.r Bourquenot fils, le catarrhe pulmonaire moissonne chaque année un grand nombre d'enfans à Montpellier. Il l'a fréquemment observé en 1812, parmi les indigens, (*Annales cliniques*, par M. Baumes, tome 30, page 258).

On conçoit jusqu'à quel point, sous une telle constitution, l'usage des émétiques peut être avantageux. On voit dans l'ancien Journal de médecine de Montpellier, tome 1, page 58, que les médecins de cette ville, faisant l'éloge du tartre stibié, le recommandent comme l'un des meilleurs expectorans : ils pensent qu'il a l'avantage sur les autres préparations d'antimoine, et spécialement sur le kermès minéral, et que ces préparations *paraissent aussi avoir une action comme spécifique contre la diathèse pituiteuse des humeurs.* (Conférez aussi un *Essai sur l'emploi des vomitifs dans les phlegmasies de la poitrine;* par Ganne. Paris, 1810).

Ce que nous venons d'exposer, ne semble-t-il pas répondre victorieusement aux objections faites mille fois contre la différence des climats? Quoique j'aie moins vu de péripneumonies sous la zône torride que sous la zône tempérée, parce qu'elles y sont beaucoup plus rares, excepté chez les nègres; quoique l'usage y ait fait abuser à l'excès et indistinctement de la saignée, j'ai été rarement obligé, à Saint-Domingue, de l'employer plus d'une fois sur le même sujet. Malgré la routine, je n'ai presque jamais manqué d'exciter des évacuations par le haut: les résultats n'ont pas été moins heureux qu'en d'autres pays.

On verra dans la troisième partie de ce Mémoire, que loin que la température du climat de l'une des contrées les plus chaudes de l'union américaine ait été un obstacle aux vomitifs, c'est, qu'au contraire, je les y ai prescrits très-libéralement, et rarement la saignée, et que j'en ai obtenu les plus grands succès. Ayant eu une pratique très-étendue dans la Basse-Virginie, et chargé, par M. l'ambassadeur de France, près du congrès, du service des hôpitaux militaires, que la guerre civile de nos colonies, et l'arrivée de nos vaisseaux avaient obligé d'établir, j'ai eu de nombreuses occasions de vérifier les avantages de cette méthode.

Qu'on ne croie pas cependant que j'aie jamais perdu de vue les préceptes tracés dans le fameux écrit *de aere*, *aquis et locis*, et la fin du deuxième aphorisme de la première section : *considerare igitur oportet regionem*, etc.

Il y a encore des lieux dans le midi de l'Europe où la force des préjugés l'emporte sur toutes les considérations et sur les raisonnemens émanés de l'expérience. Il n'en est peut-être aucun où l'on donne moins de vomitifs dans les fluxions de poitrine, et où l'on soit aussi prodigue de la phlébotomie qu'à Rome. Un savant praticien, bon observateur, qui réside depuis quelques années dans cette ville célèbre, m'écrit ce qui suit :

« La saignée est ici une chose légère et indifférente. On y considère tous les malades comme sanguins et pléthoriques, et toutes les maladies comme inflammatoires. Paraît-il une tache rouge au visage ou sur la poitrine, ou sort-il des narines quelques gouttes de sang, on en conclut qu'il y a plénitude, abondance de cette humeur, et nécessité de se faire saigner, quoique les sujets soient faibles et cachectiques. Dans la pneumonie, l'angine, la fièvre continue, etc, on fait dix, douze ou quinze saignées ; et des médecins disent qu'il y a des cas qui en exigent jusqu'à vingt et vingt-quatre d'une livre chacune. Dans les fièvres intermittentes simples, on prépare les malades par deux ou trois saignées, en cas de quelqu'inflammation que l'on suppose exister dans le principe, afin de pouvoir administrer du quinquina sans danger.

» Dans toutes les contrées que j'ai visitées, je n'en ai vu aucune où les habitans des campagnes et les artisans soient plus pâles et de plus mauvaise mine que dans celle-ci, ni où il y ait plus de congestions bilieuses, d'embarras des premières voies, d'obstructions, d'hydropisies, et autres affections chroniques, qui, la plupart, dérivent de cette pratique. Ces erreurs, entretenues par les médicastres et par les chirurgiens saigneurs, sont tellement enracinées parmi le peuple, que les conseils des savans professeurs n'y font rien ; que ceux-ci sont souvent blâmés ou décrédités, lorsqu'ils veulent s'y opposer, et qu'aucune puissance humaine ne peut empêcher de suivre cette routine. Enfin à Rome, dans l'état sain, *il cavar sangue* est le puissant auxiliaire de l'hygiène publique, le préservatif de l'air infect, de l'intempérie du climat, des saisons et de tous les maux contre lesquels on regarde la saignée comme la *consolatrix afflictorum.*

» Baglivi a bien raison, lorsqu'il dit que les médecins romains n'osent pas donner l'émétique comme dans les autres pays : leur excessive timidité est blâmable. Quant à moi, en considérant en masse toutes les circonstances de la topographie médicale de Rome, particulièrement l'atmosphère, les coutumes, les maladies et les observations répétées que j'ai faites concernant les vomitifs, je crois qu'en aucun pays du monde ils ne peuvent être plus utiles que dans celui-ci. »

On peut juger que l'observation d'Asclépiade, publiée par Cœlius Aurelianus, concernant les mauvais résultats de la saignée dans le climat de Rome, comparé à celui de l'Hellespont, et les réclamations de Celse contre les abus de cette évacuation, sont restées sans aucun effet. Tel est l'empire de l'habitude, qui, pour avoir traversé tant de siècles, n'en est pas moins aussi déplorable que funeste.

Le D.r Thouvenel, dans un savant *Traité sur le climat de l'Italie, considéré sous ses rapports physiques, météorologiques et médicinaux*, publié à Vérone en 1797, présente un tableau des abus de la médecine romaine, et notamment de ceux de la saignée. Il dit (tome 1er, chap. 3), que Martianus, qui vivait au commencement du dix-septième siècle, Lancisi, Baglivi, et Pascoli dans le dix-huitième, se sont expliqués contre ces abus, etc.; que Ramazzini cite un exemple de quatre cents soldats devenus hydropiques par l'administration imprudente que l'on fit de ce remède dans les hôpitaux du Rhin. Mais, ajoute-t-il, sur le Pô et sur le Tibre, combien ne pourrait-on pas compter de fébricitans obstrués ou scorbutiques par la même cause! En praticien judicieux, il combat le système des hémophiles, et il démontre les avantages des vomitifs dans la plupart des fièvres, principalement dans les maladies maremmatiques. Pierre Castelli, médecin romain du dix-septième siècle, s'appuyant de l'autorité des anciens, avait déjà, mais en vain, recommandé les émétiques dans presque toutes les maladies.

A la différence près de l'air, du sol et de la situation géographique, la même critique peut s'appliquer aux îles Canaries, où la médecine se fait d'une manière détestable. Dans toutes les maladies, et même pour les prévenir, les habitans y font un abus encore plus incroyable de la saignée, et négligent les évacuans. A Ténérife, par exemple, où presque tous les insulaires ont la gale (sur dix, au moins huit en sont atteints), le principal remède dans cette affection est la saignée, dont ils usent jusqu'à soixante fois, sans application extérieure antipsorique. Le D.r A. Broussonnet (Briçonnet) m'a dit y avoir connu une personne qui fut saignée deux cent soixante-cinq fois (1). Aussi éprouvent-ils fréquemment des dérangemens dans les fonctions digestives, des affections hypocondriaques, des hydropisies, etc. Dans les fièvres intermittentes, qui sont communes à Ténérife, malgré l'élévation, la sécheresse du terrain et la rareté de l'eau, on emploie dès le commencement le quinquina. L'excès et la mauvaise administration de cette précieuse écorce, donne lieu à des engorgemens et à des obstructions, parce qu'on n'évacue point, quoiqu'on en ait le temps, ces fièvres n'étant pas aussi pernicieuses qu'entre les tropiques et autres lieux chauds et humides. Elles sont plus rares vers la partie du nord que sur le côté méridional de l'île qui répond au continent d'Afrique, dont elle n'est éloignée que de trente lieues. C'est aussi sur cette côte sud que sont situées Santa-Cruz, la capitale, Abona, et Chasna, où il y a une source d'eau thermale. L'air y est moins sain lorsque les vents viennent d'Afrique, et ces vents très-chauds sont quelquefois précédés par l'arrivée

---

(1) Ce genre d'abus rappelle ceux qui autrefois existaient en France. Car l'histoire rapporte que, pendant six mois, Louis XIII fut saigné quarante-sept fois, prit deux cent quinze lavemens et deux cent dix médecines. On y a sans doute compris tous les remèdes internes composés.

de plusieurs espèces d'oiseaux du continent. Sausal, lieu fort élevé, délicieux et très-salubre, sur la côte nord, est à l'abri de toute fâcheuse influence. Beaucoup de personnes, et principalement des Anglais, vont y séjourner pour raisons de santé. C'est l'un des *buenos ayres* de ces îles dites Fortunées, jadis la patrie des Guanches, de ces géans dont on retrouve encore des ossemens.

Là plupart de ces détails m'ont été communiqués à Londres, chez sir Joseph Banks, par feu Auguste Broussonnet, médecin naturaliste de Montpellier, arrivant de Ténérife, où il était consul du Gouvernement français, après avoir occupé le même emploi à Mogador en Maroc. Ils m'ont été confirmés par des habitans de l'île même.

J'ai été informé que la fièvre jaune a régné, dans l'automne de 1810 et 1811, à Santa-Cruz et à l'île Canarie; que dans la première année, il a péri de la sixième à la cinquième partie des habitans qui n'avaient pas abandonné les deux villes capitales; et que dans la deuxième épidémie, ceux de Santa-Cruz et del Puerto de la Orotava, dans Ténérife, qui, ayant déjà la maladie, se réfugièrent à la Laguna et à la Villa, lieux élevés de cette île, ne la communiquèrent point aux autres habitans. Cette circonstance est d'autant plus digne de remarque, qu'elle coincide parfaitement avec tout ce qu'on a observé dans les épidémies d'Amérique et dans celle de Livourne en 1804.

En faisant abstraction des opinions erronées dans la pratique, on pourra juger par ce qui précède, 1° qu'une ou deux saignées faites à temps opportun, et par une large ouverture, dans quelques cas de péripneumonie symptomatique, où elles sont impérieusement indiquées par la tournure inflammatoire de l'affection, procurent une détente, facilitent la respiration et l'action des autres remèdes; 2° que la saignée locale ou dérivative, soit seule, soit comme auxiliaire, a souvent de l'efficacité; 3° que malgré l'autorité des bons observateurs, ceux qui croyaient être dirigés par *les vrais principes de l'art*, en multipliant les saignées et en négligeant les vomitifs, ont perdu proportionnellement un plus grand nombre de malades que les médecins d'aujourd'hui; 4° que tout bien considéré, les vomitifs sont, le plus souvent, des remèdes héroïques dans ces maladies; 5° enfin, qu'au lieu de vomitifs, qui ne sont point indiqués dans la péripneumonie purement essentielle, la saignée copieuse, plus ou moins réitérée, est la principale ressource.

TROISIÈME PARTIE.

Sur les maladies les plus communes en Virginie, et principalement sur les fluxions de poitrine.

LES fluxions de poitrine sont très-fréquentes dans les États-Unis d'Amérique. C'est pour se garantir de ces affections et des rhumes, que presque tous les habitans, sur-tout ceux des contrées maritimes et marécageuses, portent des gilets, des chemisettes de flanelle ou de sergette : quelques-uns les portent sur la peau, même pendant l'été ; et il y a des lieux où ils attachent une grande prédilection à la couleur rouge ou bleue de l'étoffe. On a observé que cette précaution avait été fort utile à beaucoup de personnes de leur armée et de la nôtre pendant la guerre de l'indépendance. Ce moyen est aujourd'hui considéré, avec raison, comme le meilleur préservatif dans tous les pays où la température est variable. Chez beaucoup de jeunes gens des deux sexes, mais encore plus chez les femmes, les rhumes négligés et les fluxions de poitrine entraînent à leur suite la phthisie pulmonaire. Aussi les Anglo-Américains se croient-ils attaqués de cette maladie (qu'ils connaissent tous sous le nom général de consomption), dès que la toux a quelque durée et qu'ils maigrissent. C'est alors qu'ils voyagent et qu'ils vont consulter les médecins jouissant d'une certaine vogue pour traiter cette affection. D'autres, à l'imitation des Anglais, vont résider sous les tropiques où la pulmonie est rare et guérit plus facilement. Parmi ceux qui ont demandé mes conseils, j'ai observé plusieurs prédicateurs.

En général, le traitement des péripneumonies consiste, aux États-Unis, dans les saignées, dans l'application des vésicatoires sur le lieu douloureux, dans les évacuans par haut ou par bas, et dans les diaphorétiques et les cordiaux. Si la maladie offre une complication pernicieuse ou une tendance à devenir chronique, plusieurs médecins emploient le quinquina avec la serpentaire de Virginie, ou la racine de sénéka; quelques-uns les alcalis que Mascagni a depuis expérimentés et recommandés à très-grandes doses; beaucoup d'autres le calomel, qu'ils omettent rarement parmi les évacuans du premier stade, et qu'ils unissent à l'opium dans le cours de l'affection; enfin la digitale pourprée dans les cas très-inflammatoires et les hémoptysies : mais presque tous permettent, dans les diverses maladies, un libre usage de l'opium, et plus de nourriture que nous ne le faisons en France.

Nous ferons observer en passant, que les doctrines de Cullen et de Brown y ont eu de nombreux partisans ; mais que bientôt celle du dernier y a éprouvé de grandes modifications ; car la saignée et autres évacuans sont presque toujours mis en première ligne. Les Facultés et les Colléges de médecine possèdent maintenant des professeurs distingués qui s'efforcent à mettre de côté tout esprit de système, à rappeler la science à ses vrais principes, en restreignant une polypharmacie révoltante, et qui se font une loi de croire que, *quoique la conjecture puisse précéder l'expérience, les faits seuls sont la base de la théorie* (1).

---

(1) *The medical repository of New-York*, vol. 1, page première de l'adresse circulaire. Ainsi commence à se réaliser le vœu formé par M. Coste, pour la réforme de la médecine du nouveau monde. Voyez le discours que ce savant a prononcé en langue latine à Williamsbourg, dans l'assemblée de l'université de Virginie, le 12 juin 1782, en présence des armées combinées victorieuses: *de antiquâ medico-philosophiâ orbi novo adaptandâ.* On en trouve un extrait traduit dans le Journal de médecine

Il n'est pas de pays où le charlatanisme ait plus d'accès et où les remèdes à *l'index* trouvent plus de faveur, qu'à l'Amérique Septentrionale, et généralement parlant, dans toutes les colonies. La loi n'est presque point observée aux États-Unis pour l'exercice

---

militaire, tome 2, page 267, année 1783. Dans ce discours, modèle d'élégance et de pureté, dédié à Washington, par une inscription en style lapidaire, l'auteur, premier médecin de l'armée du Roi, maintenant de l'Hôtel royal des Invalides, et inspecteur général du service de santé militaire, se propose de démontrer que *la médecine philosophique des anciens est celle qui convient au nouveau monde.* Dans la première partie, il passe en revue la multitude d'idées et de systêmes accumulés depuis Hippocrate jusqu'à nous, et qui n'ont servi qu'à augmenter sans cesse le cahos des incertitudes. Selon lui, on y trouve à peine quelque chose qui ait contribué au bonheur des hommes ou aux progrès de l'art. « Hippocrate, dit-il, mérite seul la confiance. C'est la colonne inébranlable qui, au milieu de tous les orages suscités par tant de systêmes et de paradoxes, peut seule conserver sa dignité et sa stabilité : c'est que la philosophie, qui en fait la base, est de tous les temps et de tous les lieux. »

Ce que dit le D.r Coste, dans la seconde partie de cet opuscule, sur les causes d'insalubrité, celles des maladies locales, dont plusieurs tiennent à la mauvaise manière de vivre des Américains, au fréquent usage des boissons chaudes et aqueuses, et sur les abus d'une médecine pratiquée, la plupart du temps, par des gens sans titre, comme sans instruction, est exact et frappé au coin de la vérité.

de l'art de guérir ; et cependant il n'y a pas d'hommes qui y jouissent de plus de considération que les médecins. Aussi, comme tous ceux qui usurpent le titre de docteur, peuvent tenir une *medicine shop* (pharmacie), sur-tout dans les petites villes, il en résulte que tous les remèdes à patente et toutes les compositions occultes de l'Angleterre (1) y affluent et y sont d'un débit très-considérable : jamais on n'y fait d'inspection.

Quant à la maladie qui nous occupe, dès qu'on s'aperçoit qu'elle se termine par suppuration, ou qu'il

---

(1) Si la Grande-Bretagne possède des médecins et des chirurgiens d'un grand mérite, c'est aussi l'un des pays de l'Europe où l'on trouve le plus d'empiriques. Voici ce que dit à ce sujet mon savant correspondant, M. John Ring, de Londres, dans son adresse au public, sur l'inoculation de la vaccine comparée à celle de la variole, et à cette maladie elle-même.

« The people of England are become a nation of charlatans: almost every man you converse with is a quack, and can cure every kind of disorder. In other countries a cobler sticks to his last, and an apothecary to his pestle and mortar; but here mock-doctors, cancer-doctors, animal magnetism, and metallic tractors, all meet with patronage and protection; nay, what is worse, those who ought to brand such offences with infamy and punish the offenders, actually connive at the imposture, stamp it with approbation and share the plunder. »

reste une légère toux et autres symptômes qui font craindre cette issue, on emploie ces compositions importées et vantées contre la consomption. Dans ce nombre, on distingue le *hill's pectoral balsam of honey*, baume de miel de Hill, qui se prend par cuillerée à café dans un petit verre de boisson appropriée, ou de vin et d'eau : le mélange blanchit à l'instant. Il paraît que ce *nostrum* est une teinture de Tolu ou de Benzoin. Nous avons été témoins de quelques cas où son usage a paru produire de bons effets ; mais c'était seulement à la fin des affections catarrhales, lorsqu'il y avait de la faiblesse sans inflammation, et que la matière expectorée n'était que puriforme et viqueuse. Dans ces cas, on obtient le même avantage avec le sirop balsamique de Tolu, les préparations térébenthinacées, quelquefois l'eau de goudron, les gommes stimulantes, les toniques. On emploie aussi, dans ces pays, une forte infusion de l'*eupatorium perfoliatum*, et la décoction de la seconde écorce du *prunus virginiana*.

Ayant traité pendant cinq années en Virginie, soit dans nos hôpitaux français, soit parmi les habitans, un grand nombre de fluxions de poitrine, j'ai suivi la même méthode dont j'ai rendu compte précédemment : j'ai fait prendre le tartrite de potasse antimonié, ou l'ipécacuanha, souvent l'un et l'autre, et dans un petit nombre de cas pressans, immédiatement après une évacuation sanguine. Je puis assurer que peu de malades ont été saignés, et que la perte n'a pas été de plus de trois ou quatre pour cent. Aucun n'a fait usage du kermès minéral, dont l'effet, comme expectorant, est trop tardif. L'oximel scillitique en potions appropriées et les parégoriques paraissaient mieux atteindre le but.

La poudre de James a quelquefois rendu de grands services. Cette préparation antimoniale, que j'emploie depuis long-temps dans plusieurs affections, est un diaphorétique presqu'assuré. L'avantage qu'elle a sur l'acétate d'ammoniaque est d'entretenir la liberté du ventre, et quelquefois de faire vomir, selon les doses. C'est en vain que le chimiste Pulli a cru dernièrement l'avoir tout-à-fait imitée; (on peut voir mes notices sur cette poudre, Journal général de médecine, tom. 24, pag. 347, et le Précis des travaux de la Société académique de Nancy, année 1806). J'ai fait faire la préparation telle qu'il l'a publiée. Je dois à la vérité de dire que l'ayant administrée dans quelques espèces de fièvre, comparativement avec celle d'Angleterre, je n'ai jamais obtenu des effets aussi avantageux qu'avec cette dernière, quoique j'eusse même doublé la quantité.

Dans les péripneumonies compliquées d'affection hépatique avec jaunisse, j'allie quelquefois le calomel avec la poudre anglaise, ou je les alterne plus ou moins, selon les cas. Si des symptômes nerveux prédominent, j'administre le calomel avec le camphre et le nitre. Dans des complications adynamiques, à l'exemple d'Huxham, le vinaigre camphré avec le sirop de framboises ou de la gelée de groseilles délayée, les acides végétaux et minéraux, l'eau de canelle, la teinture anti-septique, etc., et un régime analogue, sont des moyens dont j'ai éprouvé l'efficacité.

Il est remarquable que chez aucun de nos militaires ou marins admis dans les hôpitaux de Virginie, la maladie, au moins jusqu'à l'époque de leur sortie, ne s'est point terminée par suppuration. Lorsque l'espèce catarrhale ou muqueuse prolongée passait à l'état chronique, ou donnait lieu de craindre cette dégénérescence, j'avais coutume de faire placer des sinapismes ou autres topiques rubéfians, alternativement sur diverses régions du thorax, et sur la partie supérieure et interne des bras. Je prescrivais le quinquina alcalisé sous toutes les formes, l'eau de chaux, l'extrait thébaïque; quelquefois l'oxymel scillitique dans des infusions dites incisives, et le cresson du pays, espèce de *lepidium procumbens*; d'autrefois dans la décoction de poligala-sénéka édulcorée, et même thébaïsée, lorsque cette précieuse racine, qui y est indigène, excitait trop d'évacuations : je revenais de temps en temps à un léger vomitif d'ipécacuanha. L'emplâtre de poix de Bourgogne a été utile lorsqu'on l'appliquait épais sur une surface très-étendue de la poitrine où il restait de la douleur, mais non assez intense ni assez circonscrite pour y apposer le moxa; car en pareille occurrence, il est préférable d'y faire consumer un ou deux cylindres. Dans d'autres cas, je faisais porter l'emplâtre entre les épaules.

J'ai observé en général, que les pneumonies des sujets avancés en âge, y sont d'une solution longue et difficile, et qu'elles entraînent quelquefois à leur suite ou la phthisie muqueuse, ou l'hydro-thorax. Pendant long-temps, j'ai craint la première chez un vieillard dont j'ai placé à la fin l'observation. En France, elles sont pour l'ordinaire moins dangereuses chez les vieillards que chez les autres sujets.

La phthisie pulmonaire provenant de la constitution ou de l'idiosyncrase du sujet, est inconnue chez les nations sauvages de l'Amérique; mais ces peuples, exposés à toutes les vicissitudes de l'atmosphère, à de longues marches, à de violens exercices, sont également atteints de péripneumonie. Elle est rare chez les blancs des contrées du nord, qui mènent une vie active en plein air, et qui font constamment un exercice pénible. Elle est devenue très-commune dans les villes et dans tous les lieux où les habitans se livrent à l'intempérance, à la mollesse et aux plaisirs de la vie sédentaire. On estime à un cinquième de la mortalité ceux qui y périssent de cette maladie. Le D.r Benjamin Rush a observé qu'elle est plus fréquente dans le nord des États-Unis, à Boston, à Rhodeisland, à New-York, qu'à Philadelphie, parce que ces lieux sont plus exposés aux vents humides, et qu'ils sont situés sur les bords de la mer. A Salem, ville très-commerçante du Massachusetts, située sur la rive maritime, presque le tiers des morts en 1799, a péri de la consomption. Ce médecin est persuadé que le voisinage de la mer, et principalement des baies et rivières où l'eau douce se mêle à l'eau salée, est une des causes occasionnelles de la maladie. Il fournit des exemples qui prouvent que sa mortalité est dans une exacte proportion avec ce voisinage. Il s'appuie de l'autorité du D.r Willan, qui dit que parmi les adultes qui meurent dans la Grande-Bretagne, il y en a depuis le quart jusqu'à la moitié qui périssent de la consomption pulmonaire (*an inquiry into the causes and cure of the pulmonary consomption*). Cette opinion coïncide avec celle du D.r George

Pearson, qui m'a dit à Londres, en 1803, qu'environ cent cinquante mille personnes périssent annuellement de la phthisie pulmonaire, dans les trois royaumes unis, ce qu'il peut prouver facilement (1).

Sydenham, pensait que la cinquième partie de l'espèce humaine périt de la pulmonie. On croit à Londres, dit Heberden (*the modern practice of physick*), et Beddoes l'a répété, que le quart des adultes qui meurent, sont emportés par cette maladie. A Vienne, à Berlin, il y a eu des années où cette proportion a été à peu près semblable, et même où elle a été presqu'au tiers.

On voit par quelques tableaux mortuaires, publiés à Philadelphie, que les individus qui en sont morts, ne font pas tout-à-fait un sixième. Car en 1807, il y

---

(1) Voyez le premier fragment de mon voyage médical en Angleterre, (Journal général de médecine, tom. 22, pag. 322). J'ai aussi fait mention des ravages causés par cette maladie (que je ne crois pas être contagieuse), et des mercuriaux employés jusqu'à salivation pour la combattre, dans mes trois notices sur les États-Unis, lues en séances publiques à l'Académie des sciences de Marseille, et publiées en 1807 et 1809. Voyez aussi le Bulletin de la Faculté de médecine de Paris, 1809, n.° 6, pag. 93.

a eu dans cette ville deux mille quarante-cinq morts, dont trois cent six par la consomption pulmonaire ; et en 1808, sur deux mille deux cent soixante-onze morts, il n'y en a eu que trois cent un par la même maladie.

La folie est devenue une maladie curable en Angleterre, depuis que les médecins y ont ouvert des maisons particulières, où ils ont pris l'entière et constante direction de leurs malades. B. Rush (*loco citato*), désirerait que l'on suivît la même pratique pour le traitement de la consomption pulmonaire. Il est probable que le résultat en serait heureux si les malades étaient toujours sous les yeux et sous l'autorité de leurs médecins. Néanmoins, dans son premier mémoire (*Thoughts on the consomption*), il démontre très-judicieusement par des exemples, que les exercices et les emplois qui donnent la plus grande vigueur à la constitution, sont supérieurs aux médicamens pour guérir la phthisie commençante, et pour en préserver ceux qui y sont disposés ; tels sont les travaux de la campagne, les courses à cheval, les voyages de mer, sur-tout si l'on s'exerce aux manœuvres du vaisseau, la vie militaire, etc. Ces exercices doivent être durs ou accompagnés de difficultés qui réveillent et fortifient les puissances mentales et corporelles. Sans eux, le changement de climat, les promenades, sont presque sans succès. Franklin, dont il était l'ami, lui a rapporté le cas d'un cordonnier phthisique, qui, s'étant fait postillon, guérit parfaitement dans l'espace de deux années : étant retourné à son ancien métier, il fut repris de la maladie, dont il se guérit encore en remontant à cheval, et en courant la poste en toutes saisons et dans tous les temps. Il a continué cet emploi pendant plus de trente ans, en fort bonne santé. *Natura morborum curatrix....*

Le même professeur pense aussi que la pneumonie est produite, comme la phthisie pulmonaire, par une débilité générale prédisposante, et que l'une et l'autre, dont il démontre l'analogie, appartiennent à tout le système artériel. Il est vrai de dire, qu'en tous lieux la phthisie essentiellement constitutionnelle ou inhérente à l'état normal du sujet, est beaucoup plus fâcheuse que celle qui succède aux pneumonies; car la première est presque constamment mortelle, et l'on guérit assez souvent de la dernière.

Si l'on jette un coup-d'œil topographique sur la région inférieure de la Virginie, on trouve, depuis les montagnes, et depuis Richemond, la capitale, jusqu'à la mer, une plaine assez uniforme, encore très-boisée et intersectée par beaucoup de rivières. La nature du sol, et de celui de la Caroline du Nord qui touche cet état, n'est que de l'argile mêlée à un sable fin, ce qui fait que les eaux pluviales et celles qui proviennent des débordemens y restent long-temps stagnantes. Mais, en été, il y a une immense évaporation. Toute cette contrée n'offre point de pierres. L'eau qu'on boit aux environs du littoral, est généralement mauvaise. Williamsbourg, York, Norfolk, Pétersbourg et autres villes ou bourgs de la Virginie inférieure et des Carolines, sont situés sur des terrains bas, très-aquatiques, environnés de criques ou de *palus* qui les rendent extrêmement insalubres. La pluie y tombe quelquefois par torrens, mais moins cependant qu'aux Antilles. A Williamsbourg, il tombe, année commune, quarante-sept pouces d'eau, mesure anglaise. Là, et à Norfolk, qui n'en est qu'à seize lieues, la chaleur est étouffante dans les mois de juillet, août et septembre. Le thermomètre de Fahrenheit y monte à 94° ou à 29° 6′ de Réaumur. On a observé quelquefois l'ascension de celui-ci, à Williamsbourg, jusqu'à 31 et même 32°. Dans les états du nord, à Newport (Rhodeisland), à Boston, on l'a vu s'élever, en trente-six heures, de 12° au-dessous de 0, à 17 et à 20 au-dessus.

Dans la Virginie, au printemps et à la fin de l'automne, les variations de l'atmosphère sont telles qu'on y éprouve assez souvent, dans le même jour, la température des quatre saisons; en sorte que celui qui s'était vêtu à la légère est souvent obligé, une heure après, de recourir aux habits d'hiver. C'est le vent de nord-ouest qui est le plus froid : il domine en hiver.

A Norfolk, (port où aboutit tout le commerce de la Virginie maritime, sur la rivière d'Élisabeth, sous la parallèle de 36° 55′ de latit. N., et de 76° 28′ de longit. O.), on éprouva, les 21, 22 et 23 novembre 1796, une chaleur presqu'aussi forte qu'au cœur de l'été. Le 23, l'air était si chaud et si incommode, que je fus obligé de me déshabiller après midi, et de ne garder qu'une robe de chambre très-légère. Il tomba un peu de pluie dans la nuit suivante; le lendemain, les vents passèrent au nord-ouest. Il fit si froid le 25, qu'on vit de la glace de plus d'un pouce d'épaisseur, et que des bouteilles de vin de Bordeaux et des dames-jeannes éclatèrent dans nos maisons. Cet état se soutint jusqu'au 28.

Les premiers jours de février 1797 étaient si chauds qu'ils pouvaient être presque comparés aux 22 et 23 novembre précédent. Mais il y eut ensuite une transition subite à une température froide et humide. Ces vicissitudes atmosphériques occasionnent, chez un grand nombre de sujets, des affections rhumatismales et catarrhales, des points de côté, des angines, des *mumps* (ourles ou oreillons ; *vide suprà*).

Les maladies des yeux, la cataracte, les scrophules, le rachitis, la gibbosité, le goître, le calcul urinaire, sont très-rares en Virginie et en Carolines. Mais on y voit communément le rhumatisme, la leucorrhée, les dartres, sur-tout celles de l'espèce squammeuse : l'affection herpétique des lieux arrosés par le fleuve de James, attaque principalement les parties génitales, et se porte quelquefois jusque dans le rectum (1).

Le cancer spontané, la goutte y sont moins communs que dans les états du Nord. On les traite à peu près comme en Europe. A l'exemple de Cullen, B. Rush, dans ses observations sur la nature et le traitement de la goutte, considère cette affection seulement comme une maladie primitive des solides. Il l'analyse sous ses différens points de vue, et il

---

(1) Voyez ma lettre au D.r W. L. de Virginie, concernant les dartres, l'usage des bains de sulfure de potasse, la ciguë et les préparations antimoniales, etc., extraite de la Bibliothèque américaine, n.° 9, et insérée dans les Annales de médecine de Montpellier, octobre 1808, tome 12.

indique, 1° les remèdes propres à réduire la grande action morbide dans les vaisseaux sanguins et dans les viscères ; 2° ceux qui conviennent lorsqu'il n'existe qu'une faible action morbide ; 3° plusieurs de ceux qui peuvent s'appliquer aux symptômes locaux sans fièvre, et qui préviennent le retour de la maladie. Dans le premier cas, il recommande la saignée, les évacuans appropriés, les anodins, l'air frais, les vésicatoires. Dans le deuxième, le bain chaud, l'opium, les stimulans internes et externes, l'écorce du Pérou, quelquefois la salivation. On a aussi retiré de l'avantage de la teinture de Warner, à chaque dose de laquelle on ajoute dix gouttes de laudanum, si ce cordial ne produit pas, en deux ou trois heures, l'effet desiré. Dans le troisième cas, ou pour prévenir le retour de la goutte atonique, il conseille un régime légèrement stimulant, l'usage des chalybés, des végétaux toniques, de la teinture volatile de Gayac, la tempérance et l'exercice.

M. John Ring, dans son savant ouvrage (*a Treatise on the gout*, Londres, 1811), passe en revue les opinions des principaux auteurs sur cette maladie, excepté celles de Barthez, y relate succintement la doctrine de Rush, et prouve que les goutteux peuvent guérir, lorqu'ils se soumettent aux conseils des médecins, et qu'ils vivent dans l'abstinence et la tempérance. Il parle aussi, d'une manière assez étendue, des effets de l'eau médicinale de Husson, qu'il croit avoir imitée. (Voyez l'Extrait que j'ai donné de ce traité, Journal général, tome 46, page 345).

L'aconitum napellus, préconisé en Europe, n'a obtenu aucun crédit à l'Amérique septentrionale. Nulle part je n'en ai vu un effet décisif, quoique pris à assez haute dose. S. M. le Roi Charles IV, m'ayant consulté, à Marseille, dans le mois de janvier 1809, pour un rhumatisme goutteux atonique, avec enflure de toutes les extrémités et des tophus dans quelques articulations, j'appris de son médecin, le D.r don Joseph de Soria, que ce Prince, alors âgé de près de soixante-trois ans, avait pris, pendant long-temps, à Compiègne, où la maladie s'était développée pour la première fois, jusqu'à un gros par jour d'extrait d'aconit, sans aucun effet quelconque. Le Roi, d'une haute stature, avait une force athlétique, était habitué, en Espagne, à beaucoup d'exercice et à des transpirations abondantes. Son appétit est très-considérable. Son unique boisson est de l'eau. Il n'a jamais pris de vin, de café, ni aucune espèce de liqueurs. Son infirmité, qui l'a privé de marcher, pendant plusieurs mois, a guéri dans l'été, en s'efforçant de faire, d'après nos avis, autant d'exercice que possible. Les docteurs Chrestien, Fodéré, Soria et moi, nous conseillâmes, chacun séparément, à S. M. C. de ne point aller aux eaux thermales, qui lui avaient été recommandées par d'autres, parce que nous trouvâmes des contre-indications pour leur usage. Jusqu'à présent la maladie n'a plus reparu, ni à Marseille, ni à Rome, où le Roi a établi sa résidence.

La diarrhée chronique est très-commune en Virginie. Comme aux Antilles, où on lui a donné presque toujours l'épithète de scorbutique, elle a souvent une issue fatale. On emploie ordinairement contre cette maladie, qui est également fréquente parmi les Indiens, la fécule d'*arrow-root*, (*maranta arundinacea*) la patate douce, et les autres farineux dont on forme des bouillies, tels sont le sagou (*patent sago*), le salep (1), le maïs, la pomme-de-terre, etc., les sucs

---

(1) Nous avons connu, au Cap-Français, un vieux chirurgien nommé Castillon, qui avait fait une fortune considérable, en vendant une poudre farineuse, colorée avec de la cochenille, que l'on faisait bouillir pendant très-long-temps dans beaucoup de lait de vache. Les malades atteints de ces flux de ventre, regardés comme interminables, se nourrissaient exclusivement de cette bouillie avec du biscuit. Il y joignait ordinairement l'usage

gélatineux, la gelée de corne de cerf; enfin le coing, le *persimmon* ou plaqueminier (*diospyros viginiana*), espèce de fruit roud et lisse, ayant quelque rapport avec la nèfle, et plus encore avec le *diospyros lotus*. Parmi les médicamens pharmaceutiques astringens et toniques, la gomme kino, l'angustura, le cachou et les opiatiques sont le plus en usage. Le lait n'y réussit pas mieux que dans la pulmonie. Il y est généralement mauvais au printemps, à raison d'un grande quantité d'ails sylvestres qui infectent les mauvaises prairies des environs de la baie de Chesapeak et de la plupart des fleuves qui y apportent le tribut de leurs eaux. Les seules vaches qui le fournissent sont de la petite espèce.

---

d'un élixir stomachique. On prétendait qu'il avait appris cette méthode chez le célèbre Astruc. Sa poudre, qui jouissait d'une réputation incroyable dans les Colonies françaises, espagnoles, hollandaises, paraissait être composée de salep; suivant d'autres, de la fécule du *maranta* avec une substance calcaire, telle que la corne de cerf calcinée, et un peu de canelle. D'après les rapprochemens que nous en avons faits, il nous a paru que la poudre de Castillon était, à très-peu de chose près, la même que celle dont on trouve la composition dans une note de Thion de la Chaume, traducteur de l'Essai sur les maladies des Européens dans les pays chauds; par Lind, tome 2, page 118.

Le cholera, les affections hydrocéphaliques et vermineuses, quelquefois le croup, font beaucoup de victimes parmi les enfans. Le concours ouvert à Cambridge, sur la première maladie, a procuré des documens très-utiles ainsi qu'on le voit par le mémoire couronné du D.r James Mann, (*a Dissertation upon the cholera infantum*, Boston, 1804), dont j'ai donné un extrait (voyez Journal général, tome 29, page 460). Néanmoins, il y a encore eu depuis, à Philadelphie, beaucoup d'enfans qui ont péri par le cholera; mais la plupart n'ont reçu que des secours tardifs. En 1807, on a compté cent quatre-vingt-trois morts de cette maladie; et en 1808, deux cent seize, dont cent quatre-vingt-douze au-dessous de l'âge de deux ans, vingt de deux à cinq, et quatre de cinq à dix ans.

Quand à l'hydrocéphale interne, malgré l'intéressant mémoire de B. Rush (*an inquiry into the causes and cure of the internal dropsy of the brain*), il n'y a pas un médecin aux États-Unis qui n'ait à déplorer l'impuissance de l'art, dans le plus grand nombre des cas soumis à son observation. On en aura une idée, en citant seulement les nécrologes de deux années des deux villes principales. A Newyork, en 1804, sur deux mille soixante-quatre morts, il y en a eu dix-neuf par cette affection. En 1806, sur deux mille deux cent vingt-cinq, il y en a eu vingt-deux. A Philadelphie, en 1807, de deux mille quarante-cinq morts, il y en a eu quarante-quatre par l'hydrocéphale tant aigu que chronique; et en 1808, de deux mille deux cent soixante-onze morts, cinquante-deux en ont été les victimes. Les médecins américains, comme les médecins anglais, sont divisés d'opinions sur les moyens curatifs de cette maladie. Il s'est élevé, à l'occasion des vomitifs et de la chorée, une contestation entre le D.r J. Redman Coxe, de Philadelphie, et le D.r Patterson, de Londonderry en Irlande, que l'on trouve consignée dans le 11.e vol. du *Medical Repository*. Sur cinq cents exemples d'affections hydrocéphaliques, suite de coups à la tête, rassemblés par le médecin irlandais, il n'y a pas eu la sixième partie des malades atteints de convulsions ou de spasmes.

J'ai traité l'hydrocéphale interne plus ou moins aigu, en France, à St.-Domingue et en Virginie. J'ai vu, dans ces deux colonies, des enfans à la mamelle pris subitement de convulsions et des autres symptômes qui passent pour être les moins équivoques de cette redoutable affection. Par-tout j'ai demandé le secours des médecins de ces contrées; mais je ne puis pas encore citer une seule terminaison heureuse. Peut-être ai-je réussi deux fois dans l'hydrocéphale chronique. Peut-être que l'adustion, qui a déjà réussi une fois au D.r Trucy, et dont je parle dans mon Mémoire sur l'application du cautère actuel sur la tête, dans plusieurs maladies, (ouvrage qui paraîtra immédiatement après celui-ci), pourra offrir une puissante ressource, pourvu qu'elle ne soit pas trop tardive. Espérons que le concours ouvert sur ce sujet, par la Société royale de médecine de Bordeaux, fera jaillir quelques rayons de lumière à la lueur desquels on pourra marcher d'un pas plus assuré, et obtenir des succès dans le traitement d'une maladie, au nombre de celles qui sont, jusqu'à présent, le désespoir des gens de l'art.

On combat les vers, dans les états méridionaux, avec la racine du *spigelia marilandica*, les semences du *chenopodium anthelminticum*, quelquefois, comme aux Antilles, avec le duvet des gousses du *dolichos pruriens*, l'écorce des racines du *melia azederach*, et l'huile de *palma-christi*. L'usage de cette dernière est extrêmement répandu dans ces pays, et s'applique, comme purgatif, à presque toutes les maladies (1).

---

(1) Voyez ma Notice sur l'huile de ricin, journal de MM. Corvisart et Le Roux, vol. 12, page 449, et le vol. 5 des nouveaux Mémoires de l'Académie de Marseille.

Le pian et l'éléphantiasis ont presqu'entièrement disparu depuis qu'on a prohibé l'importation des nègres d'Afrique.

La maladie syphilitique, communiquée par les Européens aux Indiens de l'Amérique septentrionale, est devenue très-commune, dans les États-Unis maritimes, depuis la révolution française. Nous l'avons vu produire de terribles effets sur des habitans dont la demeure était sur le bord même des fleuves et des eaux stagnantes. Alors nous n'obtenions la guérison des caries profondes, des ulcères étendus et gangréneux, sur diverses parties du corps, qu'en éloignant et changeant de lieu les malades, et en leur faisant prendre des antiscorbutiques, des toniques, puis des lavemens émolliens où entraient, à doses convenables, le muriate mercuriel suroxigéné et l'opium.

La petite vérole faisait de grands ravages en Virginie. L'inoculation en masse, lorsqu'on était menacé de l'épidémie, avait des suites extraordinairement malheureuses : j'en ai rapporté des exemples effrayans dans mes *Résultats de l'inoculation de la vaccine*, *etc.*, publiés à Nancy, en 1802, page 26. Mais la merveilleuse et bienfaisante découverte Jennérienne, qui est aujourd'hui universellement répandue, affranchit désormais de la cause et de ses effets.

Les fièvres rémittentes et intermittentes, souvent pernicieuses, règnent communément à la fin de l'été et en automne, dans les comtés maritimes de la Virginie, du Maryland et des Carolines, à peu près comme aux environs des lacs Érié et Ontario, et dans le territoire de Genesy; (voyez mon *Traité de la fièvre jaune*, pag. 75 et suiv). Plusieurs de ceux qui échappent au danger, deviennent hydropiques. Nous avons vu beaucoup d'habitans de ces comtés conserver la fièvre tierce ou quarte pendant la plus grande partie de l'année, la guérir par le quinquina, la reprendre après qu'ils avaient quitté le remède, et traîner une chétive existence avec des obstructions dans l'abdomen, et la rate extrêmement distendue. Ordinairement, cet état ne se termine que par une ascite incurable. Les meilleurs fondans-hydragogues, le mélange de calomel et de scille, publié par Ferriar, à Londres, en 1792, dans ses *Medical histories and reflections*, et dont le D.r Demangeon, de Paris, a utilement rétabli la réputation, restent le plus souvent impuissans, tant que la cause subsiste. En effet, que peut-on attendre de cette prodigieuse quantité de substances prônées par la crédulité ou par l'empirisme, lorsque l'épanchement aqueux, soit torachique, soit abdominal, est le résultat de la rupture ou de la compression de veines lymphatiques, ou de l'engorgement et de l'induration des glandes conglobées, et de quelques viscères? Quand l'hydropisie n'était pas sous l'influence de ces fatales conditions, d'où suit le renouvellement plus ou moins prompt des collections de fluide, j'obtenais aussi des succès, et j'en ai eu en France, des pilules de Regnaudot, de S.t-Domingue: on en trouve la composition dans les mémoires de la Société royale de médecine pour les années 1777 et 1778.

Une maladie de nature bilioso-putride et souvent maligne, nommée *fièvre jaune*, attaque aussi, de temps en temps, dans la même saison, les habitans de ces contrées maritimes. Quelquefois elle est sporadique, mais le plus souvent épidémique, selon la constitution de l'atmosphère. Le premier médecin virginien qui en ait parlé, d'après l'observation et l'autopsie cadavérique, est le D.r John Mitchel, en 1742, six ou sept ans avant Lining, à Charleston. Cette maladie, qui a, dans ces derniers temps, causé une grande mortalité, n'est nullement contagieuse. J'en ai donné la description dans un Traité particulier assez concis, imprimé à Paris, en 1803. On n'avait encore publié en France aucun ouvrage *ex professo*, sur la fièvre jaune, lorsque la Faculté de médecine de Paris me demanda ce travail, ainsi qu'on le voit par la lettre de M. Thouret.

Un concours sur cette maladie, qu'on avait cru nouvelle et importée en Europe, a été ouvert à Berlin, en 1807, par ordre du Roi de Prusse, et solennellement annoncé à l'univers. Mais après le terme fixé, le Collége royal supérieur de médecine, qui avait reçu plusieurs mémoires, a déclaré que le concours n'aurait pas lieu : ainsi les intentions bienfaisantes de son Souverain n'ont point été remplies, et la science a à regretter l'inexécution de ses ordres.

Parmi les concours ouverts sur le même sujet, celui de Berlin, est le seul où j'ai essayé d'entrer en lice. Je n'ai pu recouvrer le mémoire que j'avais adressé par duplicata, malgré la promesse donnée de me le renvoyer, ainsi qu'on l'a fait envers les autres concurrens ; il a pour devise : *Ex locis et aere salubritas.* S. M. le Roi de Prusse, en me remerciant des soins que j'ai donnés à ses troupes lorsqu'elles occupaient Nancy, a bien voulu m'informer, par une lettre datée de Berlin, le 31 août 1814, qu'elle avait donné des ordres pour découvir mon Mémoire, afin qu'il me soit rendu. M. de Schuckmann, son ministre de l'intérieur, m'a mandé que le professeur Reil, conseiller en chef des mines, avait mes deux manuscrits ; mais que ce médecin étant mort, on ne les avait point retrouvés dans ses papiers.

Outre les preuves irréfragables que j'avais déjà apportées de la non contagion de cette maladie, qui s'est quelquefois développée en Espagne, bien avant l'année 1800; j'en ai ajouté, au nouveau travail, un grand nombre d'autres. On ne peut que s'affliger, en lisant les décisions contraires de certains écrivains, qui, du fond de leur cabinet, tranchent hardiment les difficultés, et confondant l'*infection* avec la *contagion*, donnent des préceptes sans avoir jamais vu la fièvre jaune. Quoi de plus ridicule que de disserter sur un sujet que l'on ne connaît point? N'est-ce pas une chose fâcheuse d'entretenir ainsi l'erreur, et de jeter l'épouvante chez les peuples? Il ne suffit pas d'être témoin d'une seule épidémie, et de citer quelques autorités, qui n'en sont plus aujourd'hui, ou qui sont devenues suspectes; mais on doit examiner à fond et méditer les écrits de ceux qui se sont trouvés plus d'une fois sur la brèche, et qui ont observé sans partialité. Car ce n'est pas sur des ouï-dires, et avec un esprit de prévention que l'on peut arriver à la vérité.

Les vieillards sont en petit nombre dans la Basse-Virginie; tandis qu'il y a dans le Nord, notamment dans le Vermont et le Connecticut, beaucoup d'exemples de longévité. A Norfolk et à Portsmouth, on voit peu d'hommes au-delà de cinquante à soixante ans : la plupart périssent entre l'âge de vingt-cinq à quarante ans. Nous n'y avons connu que trois ou quatre natifs septuagénaires; ils sont plus communs dans les comtés montagneux et dans la Haute-Virginie. Nous terminerons ce simple aperçu par l'observation suivante, à raison du double intérêt qu'elle peut offrir.

Vital Mammon, habitant du quartier de Vallière, dépendance du Cap, île Saint-Domingue, âgé de plus de soixante-dix-huit ans, et réfugié à Norfolk, fut atteint, dans le mois de mars 1795, d'une péripneumonie catarrho-maligne, avec crachement de sang, prostration des forces, et le délire. Il était dans cet état depuis quatre jours, lorsque je fus appelé. J'obtins du vice-consul qu'il fut transporté à notre hôpital de *Ferry-Point*. Le pouls était petit, serré, faible, et les pulsations de quatre-vingt-quinze à cent par minute La toux était sèche, fréquente et pénible.

Je prescrivis un mélange d'ipécacuanha et de tartrite de potasse antimonié, à prendre en deux doses, qui le soulagea beaucoup. Des vésicatoires sur la poitrine, des inspirations fréquentes d'infusions pectorales chaudes avec partie égale de vinaigre, l'oximel simple, puis l'oximel scillitique dans la décoction de senecka ou de serpentaire édulcorée, la poudre de Dover à l'entrée de la nuit, et les soins les plus assidus, sauvèrent ce vieillard, qui a été en danger pendant plus de quarante jours. L'affection, qui avait donné des craintes pour la pulmonie, n'a abandonné la poitrine qu'après plus de deux mois. La convalescence n'a été certaine que dans le milieu du troisième mois, et il n'est sorti, entièrement rétabli, qu'à la fin du quatrième.

Dix-huit mois après, Mammon devint hydropique. M. Dufour, chirurgien français, résidant aussi à Norfolk, le traitait depuis quatre mois, lorsque sa famille m'appela. Je trouvai le malade atteint d'une ascite avec un cours de ventre qui n'en diminuait nullement le volume. La faiblesse était si grande, et les extrémités inférieures si gonflées par l'infiltration, que depuis long-temps il n'avait pu sortir de son lit. Il avait perdu la mémoire, et l'esprit paraissait aliéné. Il avait alors atteint l'âge de quatre-vingts ans.

Les remèdes employés ayant été sans aucune apparence de succès, je proposai un vomitif avec la poudre d'ipécacuanha, qui débarrassa l'estomac ; et peu de jours apres, la paracenthèse. Le chirurgien étant malade, je pratiquai moi-même cette opération le 14 avril 1797 : ce moyen, ordinairement douteux, ne me laissait qu'une bien faible espérance. Vingt-trois livres d'eau sortirent de l'abdomen. Le malade fut mis de suite à l'usage d'un vin antiscorbutique très-fort, avec addition de carbonate de potasse, dont il prenait deux et trois grands verres à liqueur chaque jour, demie ou trois quarts d'heure avant le repas. Il prit aussi le soir, pendant quelques jours, la poudre de Dover, dont il avait usé comme calmant, dans sa péripneumonie, avec la différence, qu'au lieu de sulfate de potasse, j'y avais fait substituer la gomme kino, dans l'intention de resserer légèrement les entrailles.

Je recommandai un régime restaurant. Les forces revinrent avec toutes les facultés intellectuelles qui avaient été lésées par débilité. Mais le ventre s'était un peu rempli. Alors, j'ajoutai à l'usage du vin anti-scorbutique, celui de l'oximel scillitique, qu'il prit séparément par cuillerée à café, quatre à six fois dans vingt-quatre heures. Le ventre redevint plus libre, et le cours des urines abondant. Le malade commença à sortir, pour se promener, le 10 mai suivant.

Après six semaines de ce traitement, l'abdomen étant presque dans l'état naturel, je fis diminuer, par degrés, les deux remèdes, en commençant par l'oximel scillitique. La cure fut complète vers le milieu de juin. Cet homme, de courte stature, dont les cheveux étaient blancs comme la neige, père de plusieurs enfans, et accablé d'infortunes, a repris de la force et un embonpoint, tels qu'ils n'en avait pas éprouvé depuis plusieurs années. Il faisait tous les jours beaucoup d'exercice à pied, au grand étonnement des habitans de Norfolk, qui l'avaient secouru, et dont il était considéré. Cet état se soutenait parfaitement lorsque je quittai cette ville, quatorze mois après la ponction.

J'ai appris en 1809, que Mammon n'avait terminé sa carrière que depuis peu de temps, dans le même lieu, à l'âge de quatre-vingt-dix ans. Il paraît certain qu'on n'avait jamais vu, sur le littoral de la Virginie, un vieillard de cet âge..... Ferté, ancien élève de Ferrein, et chirurgien réfugié du Port-au-Prince, que nous avions employé dans nos hôpitaux, a vécu dans le même temps, à Norfolk, et était à peu près du même âge; mais, tous deux, avaient habité Saint-Domingue pendant près de cinquante ans.

RÉSUMÉ.

De ce qui est exposé dans ce Mémoire, on peut conclure,

1.° Que la péripneumonie légitime ou essentielle est très-rare, et que la catarrhale et la bilieuse dominent presqu'en tous pays.

2.° Qu'il n'y a point de pleurésie proprement dite; que l'inflammation de la plèvre est presque toujours secondaire, et que cette affection ne doit pas être séparée de celle qui appartient au poumon.

3.° Que la péripneumonie bilieuse n'est pas produite spécialement par la bile, mais qu'elle se développe sous l'influence d'un embarras gastrique dans lequel cette humeur, plus ou moins exaltée, donne lieu à des symptômes qui la font désigner par cette dénomination.

4.° Qu'une affection rhumatismale, fixée sur les muscles de la poitrine, principalement les intercostaux, peut léser la respiration, et déterminer une congestion ou fluxion pulmonaire.

5.° Que l'on ne saurait être trop sur ses gardes, parce que quelquefois la maladie, légère en apparence chez certains individus, reste latente pendant quelques jours, trompe la vigilance du médecin, qui n'a égard qu'à des symptômes, et ne laisse que les regrets de n'avoir pu prévenir à temps la terminaison funeste.

6.° Que les fluxions de poitrine se compliquent assez souvent d'adynamie ou d'ataxie; que d'autres fois elles n'en sont que la conséquence, ou que la maladie primitive se masquant d'une manière pernicieuse sous l'apparence pneumonique, exigent, pour être combattues avec succès, une exacte analyse, et que l'on s'attache principalement à la cause.

7.° Que l'espèce catarrhale a quelquefois une durée longue et une terminaison difficile, selon la constitution des sujets, le sexe, les habitudes, l'état de l'atmosphère et la température du lieu, et qu'elle conduit le plus souvent à la phthisie ou à l'hydropisie, si l'on néglige les vomitifs, et si l'on abuse de la saignée et des débilitans.

8.° Qu'il y a des personnes très-aptes aux récidives; que les exutoires n'en exemptent pas autant qu'on le croit, si l'on n'use pas à temps des précautions nécessaires; et qu'en France, les vieillards supportent mieux la maladie, toutes choses égales d'ailleurs, qu'en d'autres contrées plus méridionales, chaudes et humides.

9.° Qu'il est quelquefois très-difficile, et même impossible, au médecin le plus expérimenté, d'établir le véritable diagnostic de certaines affections pulmonaires; et qu'il y a des cas où aucun symptôme ne fait présumer les désorganisations, les foyers purulens et les transformations de la substance des poumons.

10.° Que le traitement des fausses pneumonies, dans la plupart des cas, et presque sous toutes les latitudes, est infiniement plus heureux par l'administration des émétiques que par les saignées générales; que, quelquefois, l'application des sangsues ou des ventouses scarifiées est très-utile, mais qu'il y a cependant des circonstances où une prompte déplétion sanguine étant jugée nécessaire, même dans la deuxième ou troisième période, il est plus avantageux d'avoir recours à la lancette *cum debitis cautelis*; que quoique nous n'eussions pas rencontré, pendant quatorze ans, tant en Lorraine qu'en Provence, une seule occasion d'employer ce moyen, et malgré la continuité des succès, nous sommes loin d'en conclure qu'on peut ne pas l'admettre, puisque nous en avons fait usage auparavant, et en d'autres lieux, lorsque l'état du sujet, la nature du pouls et la respiration suffocative ont paru l'exiger; mais que ce n'est que la profusion et la mauvaise application de la saignée qui sont condamnables; que parmi les autres moyens thérapeutiques, les rubéfians et les vésicans, les expectorans, les diaphorétiques, la poudre de James, l'opium, quelquefois le calomel, et dans certaines complications, l'écorce péruvienne, etc., doivent être dispensés selon les diverses indications.

11.° Enfin, que la règle de conduite la plus sage et la plus heureuse pour le vrai médecin, est celle qui consiste à garder le juste milieu, à ne tenir compte des théories que pour ce qu'elles valent, et à se persuader que les meilleures sont celles qui se déduisent directement des faits.

TABLE
DES MATIÈRES.

PREMIÈRE PARTIE.

DEUXIÈME PARTIE.

TROISIÈME PARTIE.

FIN DE LA TABLE.

APPROBATION.

Vu l'attestation de MM. les Président et Secrétaires de la Société académique des Sciences, permis d'imprimer l'ouvrage énoncé en la présente Table des matières.

Nancy, le 22 Novembre 1814.

LE PRÉFET *du Département de la Meurthe*,

DE MIQUE.

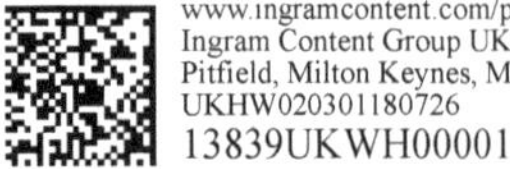

www.ingramcontent.com/pod-product-compliance
Ingram Content Group UK Ltd.
Pitfield, Milton Keynes, MK11 3LW, UK
UKHW020301180726
13839UKWH00001B/352

9 782329 124834